婴幼儿托育服务与管理专业规划教材

杨晓萍　李姗泽　总主编

婴幼儿常见疾病预防与照护

主　编：王念蓉　邹新艳
副主编：郝　静
编　委：（排名不分先后）
冉域辰　陈绍红　邹　彬　陈　巧
杨　静　张雨平　唐丽娟　章　岚
黎小丽　廖　敏

西南大学出版社
国家一级出版社　全国百佳图书出版单位

图书在版编目(CIP)数据

婴幼儿常见疾病预防与照护 / 王念蓉, 邹新艳主编. -- 重庆 : 西南大学出版社, 2022.8
ISBN 978-7-5697-1414-2

Ⅰ. ①婴… Ⅱ. ①王… ②邹… Ⅲ. ①小儿疾病—常见病—预防(卫生)②小儿疾病—常见病—护理 Ⅳ. ①R720.1②R473.72

中国版本图书馆CIP数据核字(2022)第144107号

婴幼儿常见疾病预防与照护

YINGYOU'ER CHANGJIAN JIBING YUFANG YU ZHAOHU

主　编　王念蓉　邹新艳

总 策 划: 杨　毅　杨景罡
执行策划: 钟小族　张燕妮
责任编辑: 翟腾飞
责任校对: 周明琼
装帧设计: 闰江文化
排　　版: 瞿　勤
出版发行: 西南大学出版社
重庆·北碚　　邮编:400715
印　　刷: 重庆紫石东南印务有限公司
幅面尺寸: 185mm×260mm
印　　张: 16
字　　数: 314千字
版　　次: 2022年8月　第1版
印　　次: 2022年8月　第1次印刷
书　　号: ISBN 978-7-5697-1414-2
定　　价: 59.80元

扫码获取本书教学资源

总序

0~3岁婴幼儿阶段是一个人生命中最快速发展的时期，亦是人生的重要奠基期。婴幼儿成长需要一个儿童友好社会，需要一个完整的社会教育架构，以保证每个家庭中的每一个孩子都能在其黄金三年得以健康成长。由此，架构一个完整的有利于婴幼儿健康成长的托育服务体系，并在高校培养相应的人才是中国教育体系刻不容缓的任务。

婴幼儿托育服务质量不仅关乎婴幼儿的健康成长，而且关乎人民群众的获得感、幸福感和安全感。近年来，国务院、教育部相继出台了一系列政策，对婴幼儿托育事业进行规划和布局。2017年10月，党的十九大报告明确提出“幼有所育”，并将其作为国家七大民生工程之首。2021年3月，《中华人民共和国国民经济和社会发展第十四个五年规划和2035年远景目标纲要》中特别强调“发展普惠托育服务体系，健全支持婴幼儿照护服务和早期发展的政策体系”。2021年12月，国家发展改革委等部门联合印发了《“十四五”公共服务规划》，指出“着力构建多元化、多样化、覆盖城乡的婴幼儿照护服务体系，积极引导社会力量举办托育服务机构……依法逐步实行婴幼儿照护工作人员职业资格准入制度”。

构建规范普惠的婴幼儿托育服务体系对于改善我国人口结构、积极应对人口老龄化、保持我国人力资源禀赋优势等方面具有重要意义。尽早研究、大力发展婴幼儿托育服务体系，建立健全相关的政策制度设计，是事关国家发展与安全、关乎国计民生的重要任务，这离不开大量高素质专业人才作为支撑。目前，我国托育服务从业人员队伍建设主要存在数量不足、人员素质参差不齐、托育服务人才培养和培训体系尚未形成等短板，应拓宽培养培训渠道，着力建设一支品德高尚、富有爱心、敬业奉献、素质优良的托育服务人才队伍。

本套教材依据《职业教育专业目录(2021年)》，按照《托育机构设置标准(试行)》《托育机构管理规范(试行)》《托育机构保育指导大纲(试行)》等重要文件精神进行编写，涵盖了婴幼儿托育服务与管理专业主要基础课程和专业核心课程，共包含23本教材。在编写过程中力求创新，努力打造自己的优势和特色。

第一，充分体现医教融合，指向岗位实际需求。本套教材的编写团队由师范院校、医学院校和企业团队构成，积极促成高校、医院与早教机构联合开发应用型课程，共同聚焦“医教融合”托育服务新模式下的岗位核心能力，着力体现人才培养的前瞻性和适应性。

第二，结合工作流程制定项目学习任务，符合高职“三教”改革趋势。立足职业教育的类型特点和经济社会发展对技术技能型人才的需求，探索活页式新形态教材开发的思路和方法，是职业教育“三教”改革的重要内容。本套教材积极探索提高实践能力为引领的人才培养流程，对接职业岗位标准，将工作任务转化为项目，将专业知识与技能转化为岗位能力，以项目为纽带、工作任务为载体、工作过程为导向，构建教材内容。融合学校和企业人员，共同编写理实一体、书证融通的工作手册式、活页式新形态教材。

第三，体现岗位能力要求，让学习者提前了解真实工作应用场景。本套教材以学习者发展为根本，以学习产出为导向，关注实践性教学内容，重视解决工作实际问题。在内容设计上，以典型工作任务、案例为载体组织教学单元。立足真实工作情景，采用大量真实案例及拓展阅读素材，帮助学习者在了解基本理论的前提下，更好地面对、解决工作中遇到的实际问题。

第四，配备丰富教学资源，视频展示实操技能。本套教材在设计上注重实操性，通过操作视频、题库、案例集等数字资源，为学习者创设真实详细的任务情境，增强学习过程的综合性、趣味性、挑战性，使学习者在主动建构、合作共研的过程中获得新知、提升经验。此外，编写团队还重视教材的实用性和灵活性，打造“纸质教材+数字化教材”协同互补的新形态教材体系，以期提高教学实效。

本套教材的顺利付梓得益于所有参编人员的辛劳付出和西南大学出版社的积极协调与沟通。在此向参与此次编写活动的全体人员表达我们的敬意。同时，教材写作难免有疏漏或不足之处，我们将在教材使用中进一步总结反思，不断修订完善，恳请各位同行不吝赐教。

李姗泽

2022年7月

前言

2018年，世界卫生组织、联合国儿童基金会等国际组织颁布《养育照护促进儿童早期发展——助力儿童生存发展，改善健康，发掘潜能的指引框架》，呼吁国际社会和各国政府重视儿童早期养育和教育。2019年国务院办公厅印发《关于促进3岁以下婴幼儿照护服务发展的指导意见》，指出3岁以下婴幼儿照护服务是生命全周期服务管理的重要内容，事关婴幼儿健康成长，事关千家万户。2022年，国家发展改革委等联合印发《“十四五”公共服务规划》，强调在新时代背景下，要建立完善促进婴幼儿照护服务发展的政策法规体系和标准规范体系，要大力发展普惠托育服务，着力构建多元化、多样化、覆盖城乡的婴幼儿照护服务体系，积极引导社会力量举办托育服务机构，不断满足人民群众日益增长的托育服务需求。

婴幼儿时期是人生最好的开端，同时也是人一生最脆弱的一段时期，一方面，婴幼儿处于第一个快速生长发育期，身体各组织、器官和系统的结构与机能尚未成熟，面对疾病的抵抗能力较弱，很容易受到疾病侵害；另一方面，婴幼儿活泼好动，好奇心重，缺乏自我保护能力，很容易发生各种意外伤害。为了减少婴幼儿期常见疾病和意外伤害的发生，为了促进婴幼儿早期全面综合发展，为了孩子的一生健康，为了国家乃至全球可持续发展目标的早日实现，需要家庭和托育机构的照护者们掌握早期识别、预防和照护婴幼儿常见疾病的知识和技能，适时提供优质婴幼儿照护服务。

目前，我国婴幼儿照护服务行业才起步，城乡差距显著；优质托育机构匮乏，绝大多数托育人员缺乏专业培训和系统学习；家庭养育者的照护压力大，对托育机构服务信心不足。为了提高婴幼儿入托率，推动照护机构队伍建设，促进照护人员知识理念更新，提高照护人员的服务水平，全国各大职业院校相继开设“婴幼儿托育服务与管理专业”。然而市面上可供高等职业院校培养托育专业人才选择的教材资源稀缺，少许由企业开发的0~3岁系列的培训教材标准不统一，质量参差不齐，无法支撑专业发展。因此，教育部在部署“十四五”职业教育规划教材建设时特别指出，要加快开发家政托育养老等民生需求紧缺领域专业教材和对外开放需要的专业课程教材。本书正是响应教育部号召，专为“婴幼儿托育服务与管理专业”编写的专业教材，帮助培养适用于现代社会需求的高素质托育技术技能型人才。

“婴幼儿常见疾病预防与照护”是婴幼儿托育服务与管理专业的专业核心课程，根据该专业的人才培养方案及托育岗位需求，我们共设计了包括新生儿常见疾病照护与婴幼儿常用照护技术、婴幼儿营养性疾病预防与照护、婴幼儿皮肤疾病预防与照护、婴幼儿五官疾病预防与照护、婴幼儿呼吸道疾病预防与照护、婴幼儿常见消化道疾病预防与照护、婴幼儿神经精神系统疾病预防与照护等七 大重要模块，务求全面、实用，有针对性。

本教材体例新颖统一、语言精练、立足实践、教考一体，采用基于以工作任务为驱动，工作表单式体例编写，强调理论和实践的结合，有助于提升学生的岗位胜任能力；配套丰富的教学案例、教学视频资源，支持学生自主学习；同时，在每一章工作表单里设计了真题演练，为助力学生通过执业资格考试及职业资格证书考试奠定良好的基础。学生通过学习本教材，不仅可以了解婴幼儿常见疾病和意外伤害的类型和主要症状；而且能够掌握相关疾病和意外伤害的预防与照护方法；培养学生树立关爱婴幼儿身心健康发展和热爱托育事业的理念。

本教材由重庆市妇幼保健院王念蓉主任医师牵头，来自重庆市妇幼保健院、成都师范学院、重庆护理职业学院、陆军军医大学第二附属医院、四川省妇幼保健院、江西省妇幼保健院、成都市妇女儿童中心医院、重庆理工职业学院、重庆医科大学附属儿童医院、中国科学院大学重庆医院共13名婴幼儿照护领域专家参与编写。

编者在编写过程中查阅了大量书籍和文献，借鉴、参考和引用了部分专家和同行的研究成果，得到了编者所在医院及学校的大力支持和热情帮助，在此一并表示最诚挚的谢意！由于编写时间仓促，加之编者水平有限，内容不足之处敬请各位同行和广大师生批评指正，并提出宝贵的意见和建议，以便不断修订完善。

目录

项目一

新生儿常见疾病与常用照护技术

项目目标

知识目标：

(1)掌握新生儿常见疾病的识别、预防与照护；常见遗传代谢性疾病的识别、预防与照护；高危儿的识别、预防与照护。(2)理解新生儿常见疾病的原因与危害、常见遗传代谢性疾病的原因与危害、高危儿的病因与危害。(3)了解新生儿分类、人体基本结构、新生儿特殊生理现象。

技能目标：

(1)能区别新生儿特殊生理现象与一些常见疾病。(2)能识别新生儿常见疾病、常见遗传代谢性疾病。(3)能独立照护正常新生儿，能综合运用各种方法预防新生儿常见疾病，能正确照护患病的新生儿。

情感目标：

以促进新生儿健康成长为关键，培养托育工作者对新生儿的爱心和耐心，运用一些常用的照护技能照顾和护理新生儿。

学习重难点

学习重点：

(1)掌握新生儿的生理特征、识别新生儿常见疾病、常见遗传代谢性疾病的照护、高危儿的判断标准。(2)能灵活应用新生儿照护技能，预防新生儿常见疾病。

学习难点：

正确区分新生儿特殊生理现象与一些常见疾病；新生儿常见疾病的识别；常见遗传代谢性疾病的判断；新生儿常见疾病的系统照护。

思维导图

- 新生儿常见疾病与常用照护技术
  - 新生儿生理特征
    - 新生儿生活环境和生存方式的变化
    - 新生儿分类
    - 人体基本结构
    - 新生儿特殊生理现象
    - 新生儿照护
  - 新生儿常见疾病预防与照护
    - 新生儿常见疾病举例
    - 新生儿常见疾病识别
    - 新生儿常见疾病预防
    - 新生儿常见疾病照护模拟操作
    - 送医时机
  - 常见遗传代谢性疾病预防与照护
    - 遗传性疾病分类
    - 常见遗传代谢疾病的识别
    - 遗传代谢疾病的预防
    - 常见遗传代谢疾病照护模拟操作
    - 送医时机
  - 高危儿照护
    - 高危儿的判断依据
    - 三类常见高危儿的识别
    - 高危儿的预防
    - 常见高危儿照护模拟操作
    - 送医时机

任务一

新生儿生理特征

任务描述

儿童是祖国的未来，托育工作者是为儿童服务、促进其早期健康成长的重要主体，有必要系统学习并掌握0~3岁婴幼儿的生理特征，并将之应用于婴幼儿照护实践。新生儿在生理特征、生长发育、疾病和照护方面具有其特殊性，与一般婴幼儿有所不同，因此托育人员必须掌握新生儿生理特征，正确理解新生儿各系统结构、功能和特点，树立科学的育儿观念，为婴幼儿健康成长奠定良好的基础。

(1)结合案例，完成工作表单2。

(2)结合案例，完成工作表单4。

任务准备

(1)用物准备：婴儿模型、操作台。

(2)照护者准备：与照护者沟通，解释新生儿照护的目的，征得其同意及配合。

(3)环境准备：安静整洁，光线充足，温、湿度适宜。

任务表单

工作表单1

工作表单2

新生儿分类

有三名新生婴儿洋洋、妞妞和冰冰。洋洋，男，母孕38周分娩，出生体重为3.7 kg。妞妞，女，母孕35周分娩，出生体重为2.1 kg。冰冰，男，母孕37周分娩，出生体重为2.2 kg。请问，洋洋、妞妞和冰冰分别属于哪类新生儿？

新生儿分类有不同的方法，常用的有根据胎龄、出生体重、出生体重和胎龄的关系及出生后周龄等分类方法。

根据胎龄分类	

注：书中工作表单有正文直接呈现和二维码数字资源呈现两种方式，教学过程中灵活选用。

根据出生体重分类	

根据出生体重和胎龄的关系分类	

工作表单3

工作表单4

新生儿照护

游游，男，足月顺产，生后体重3.3 kg，3天，请问在家庭照护中，游游可能存在哪些危险，家庭成员应该如何照护游游？

衣：
食：
住：
行：

工作表单5

任务分析

任务包括新生儿生理解剖结构与特点、新生儿特殊生理现象以及新生儿照护三个重点，主要以小组讨论、材料阅读与案例分析等方式进行。在任务中，需要学生提前进行相关资料的查阅并结合所示案例完成任务的设计，需要教师结合教学目标与内容，在学生现有基础之上将新生儿分类、人体基本结构、新生儿生理解剖结构与特点、新生儿特殊生理现象等知识点进行梳理与补充，并进行讲解，然后在真实或模拟的环境中进行照护操作，结合已有经验、知识给出新生儿正确照护操作的注意事项，以此提高学生理论知识与实践相结合的能力。

学习支持

1.新生儿分类

新生儿是指从胎儿娩出到28天以内的婴儿。正常的足月新生儿的体重是3.3 kg左右，身长50 cm左右，头围大约是34 cm，胸围大约32~34 cm。通常情况下，新生儿有三种分类方法。

（1）依据胎龄分类

依据胎龄，新生儿可以分为三类：足月儿、早产儿和过期产儿。

足月儿：胎龄满37周至不满42周，也就是胎龄满259天至小于294天的新生儿。

早产儿：胎龄不超过37周，也就是胎龄不足259天的新生儿。

过期产儿：胎龄42周以上，也就是胎龄在294天及以上的新生儿。

（2）根据出生体重分类

出生体重是指新生儿出生后1 h内的体重，分为低体重儿、正常体重儿和巨大儿。

低体重儿：出生后1 h内体重低于2500 g的新生儿。其中体重小于1500 g者称极低体重儿，体重小于1000 g者称为超低体重儿。

正常体重儿：出生后1 h内体重在2500~3999 g之间的新生儿。

巨大儿：出生后1 h内体重大于或等于4000 g的新生儿。

（3）根据出生体重与胎龄的关系分类

根据新生儿出生体重与同胎龄新生儿体重的关系分为适于胎龄儿、小于胎龄儿和大于胎龄儿。

适于胎龄儿：新生儿的出生体重在同胎龄平均出生体重的第10~90百分位之间。

新生儿生活环境和生存方式的改变

小于胎龄儿：新生儿的出生体重在同胎龄平均出生体重的第10百分位以下，即P10以下。

大于胎龄儿：新生儿的出生体重在同胎龄平均出生体重的第90百分位以上，即P90以上。

2.新生儿生理解剖结构与特点

（1）皮肤

结构：正常情况下新生儿刚出生时皮肤为粉红色。有的新生儿全身被乳白色的覆盖物包裹，这种覆盖物叫作胎脂，其作用是在子宫中保护胎儿的皮肤。新生儿娩出数小时内胎脂就会消失。有些新生儿娩出后，肩膀和后背还会有较多的毛发，这些毛发叫作胎毛，通常在3个月大时消失。有的新生儿的臀部、骶尾部可见灰蓝色的色素斑，多为圆形或不规则形状且边缘明显，用手按压不褪色，这是由于色素细胞堆积于皮肤深层导致。这种色素斑在5~6岁时会自行消退，无须治疗。

特点：新生儿皮肤柔嫩，富含水分，有弹性，表面角质层发育不良，出生后受外界环境刺激容易充血，导致手脚微带青色的情况。这种现象叫作新生儿红斑，一般持续1~2天后便自行消退。

(2)新生儿的体温特点

新生儿体温调节功能不强,皮下脂肪较薄,体表面积相对较大,容易散热;主要依靠棕色脂肪的代谢产生热量。室温过高时足月儿能通过皮肤蒸发和出汗散热,但如体内水分不足,血液容易浓缩而发热称“脱水热”;室温过低时则可引发硬肿症。

由于娩出后环境温度较宫内低,新生儿出生后1 h内体温会下降2.5 ℃左右,如环境温度适中,体温就会逐渐回升,并在36~37 ℃之间波动。“中性温度”是指能维持正常体核及皮肤温度的最佳的环境温度,在此温度下身体耗氧量最少,蒸发热量最少,新陈代谢最低。新生儿中性温度与胎龄、日龄和出生体重有关。

表1-1　不同出生体重新生儿的中性温度

出生体重(kg)	中性温度			
	35 ℃	34 ℃	33 ℃	32 ℃
1	初生10天内	10天以后	3周以后	5周以后
1.5		初生10天内	10天以后	4周以后
2		初生2天内	2天以后	3周以后
>2.5			初生2天内	2天以后

注:资料来源于王卫平主编的《儿科学》第八版。

(3)新生儿的循环系统

结构:新生儿的心肌力量弱,心腔小,心跳频率较成人快,达到每分钟平均140次左右,每次心跳搏出的血量较少。

特点:进食、哭闹、发热等可使新生儿心率加快。

(4)新生儿的呼吸系统

结构:新生儿的胸腔狭窄,吸气时胸廓扩大的程度有限,肋间肌肉力量弱,呼吸频率约为40次/min,比成人快得多。

特点:新生儿的呼吸运动主要靠膈肌来完成,表现为腹式呼吸。

(5)新生儿的消化系统

结构:新生儿娩出后即能吸吮母乳,但生后2周内食管下括约肌张力低、胃容量小,呈水平位。新生儿肠壁薄,通透性高。24 h内排出胎便,胎便的组成成分是肠黏膜上皮细胞、羊水及消化液等,性状为黏稠状,颜色为深绿色或黑色,通常于3~4天排完。

功能:新生儿吸吮能力较强,吞咽功能趋于完善,但易出现溢奶、吐奶的现象。新生儿肠壁具有厚度较薄，通透性高等特点，虽然有利于吸收母乳中的免疫球蛋白，也容易吸收肠腔毒素和消化不全的产物等大分子物质从而引发中毒症状。

(6)新生儿的运动系统

骨：成人有206块骨头，新生儿有350多块。这是因为新生儿有很多软骨，随着年龄增长，一些分离的软骨会整合为一块。例如，8块腕骨全是软骨，上、下肢的长骨也没有完全钙化。

囟门：新生儿颅骨还没有闭合完全，位于头顶上方，在两块顶骨和两块颞骨的中央，呈三角形的空隙，覆盖一层隔膜，称为前囟，通常在1岁左右闭合。后囟位于两块顶骨和一块枕骨的中央，比前囟小，通常在6~8周闭合。囟门的隔膜很结实，轻柔地触摸是不会造成危险的。

脊柱：新生儿脊柱总体是直的，尚未形成生理弯曲，脊柱的负重、支撑能力很差，也无力抬头。

肌肉：新生儿四肢屈肌的力量大于伸肌，四肢呈蜷曲状态。随着月龄的增加，屈肌和伸肌的力量逐渐协调，四肢就会伸展开来。

关节：骨与骨之间可以活动的连接叫关节。新生儿的关节尚未发育好，关节不够牢固，在受到强力作用下，容易发生脱臼，其中最易发生脱臼的部位是肘关节。

(7)新生儿的泌尿系统

大多数新生儿娩后不久即排尿，但尿量很少，生后第1天尿量10~30 mL，以后尿量逐渐增加。新生儿的肾脏发育不完善，代谢和排泄废物的能力较差。新生儿尿道短，新生女婴尿道只有1 cm，尿道口暴露，且靠近肛门，容易被粪便污染，应注意清洁。为女婴清洁时要从前向后擦，以免污染尿道口。

(8)新生儿的神经系统

新生儿的大脑相对较重，占体重的10%~20%(成人仅占2%)，出生后头围增长速率每月为1.1 cm左右，至生后40周逐渐减慢。新生儿大脑皮质和神经髓鞘尚未发育完善，故常常出现兴奋“泛化”现象。

(9)新生儿的感觉器

视觉：新生儿娩出后就能区别光线的明暗，强光可引起瞬目反射。适宜的刺激可以促进视觉的发育。新生儿对眼球的控制不够协调，可能出现“生理性斜视”。随着眼肌调节功能逐步发育完善，眼球的运动渐趋灵活，眼球运动渐趋稳定，大约6个月以后，生理性斜视将消退。

听觉:新生儿已有听觉,突发的声音可引起新生儿惊颤或闭眼。生后两周左右,新生儿就会把头转向声源。

触觉:新生儿触觉灵敏,特别是嘴唇、手心、脚心、前额等部位。

温度觉:新生儿对冷热的温度觉反应灵敏。

味觉:新生儿喜欢甜的味道,排斥苦味、酸味。当新生儿尝过很甜的奶粉后,往往不肯再吃母乳,因此不能给新生儿喝太甜的奶粉。

嗅觉:新生儿生后一周就能区别妈妈的母乳和他人乳汁的气味。

4.新生儿特殊生理现象

新生儿期往往会出现一些特殊的生理现象,主要有生理性体重下降、新生儿黄疸、螳螂嘴、马牙、新生儿红斑和粟粒疹等。

(1)新生儿生理性体重下降

新生儿出生后,由于吃奶量少,还有排出胎便和尿,以及皮肤蒸发水分,造成新生儿体重下降,比出生体重减少100~300 g。正常情况下,生后7~10天体重便可恢复到出生时的水平,以后逐渐增加。如果新生儿体重下降超过出生体重的10%或体重恢复过慢,说明可能存在疾病等情况,要及时查找原因。

(2)新生儿生理性黄疸

大多数的新生儿在出生2~3天后,皮肤、巩膜会出现轻度黄疸,4~5天达到高峰,5~7天黄疸消退,最迟不超过2周。如果新生儿除了轻度黄疸没有其他症状,属于生理性黄疸。如果黄疸出现过早,或消退过晚,或消退后又出现黄疸,就是疾病引起的黄疸了,应尽早诊治。

(3)螳螂嘴和马牙

新生儿口腔两侧颊部有较厚的脂肪层,使颊部隆起,俗称“螳螂嘴”,又称“吸奶垫”。旧习俗认为“螳螂嘴”会妨碍新生儿吃奶,要把它割掉。实际上这种做法是非常不科学的。新生儿颊部的脂肪垫是每一个正常的新生儿所具有的,它不仅不会妨碍新生儿吸奶,反而有助于新生儿的吸吮,属于新生儿的正常生理现象。

此外,在新生儿的牙龈上,有时会看到一些淡黄色凸起的小颗粒,俗称“马牙”,一般几个星期以后就会自行消失,其存在不会影响新生儿吃奶,更不会妨碍日后乳牙的萌出。

(4)新生儿红斑和粟粒疹

新生儿红斑是指在出生后1~2天,在头部、躯干及四肢出现大小不等的多形性斑,1~2天后自行消失。新生儿粟粒疹是因皮脂腺堆积,在鼻尖、鼻翼和颜面部形成的小米粒大的黄白色皮疹,以后自然会消失。

5.新生儿常规照护

(1)新生儿常常面临的危险有三个方面

一是由于呛奶、呕吐等因素造成窒息的危险。

二是由于体温调节中枢发育不完善造成体温失调的危险。

三是有感染的危险,与新生儿免疫能力不足及皮肤黏膜屏障功能差有关。

新生儿的照护重点在于避免以上三方面危险。

(2)常用照护技术

新生儿常用照护技术有抱姿、更换尿不湿和沐浴。

①新生儿抱姿。常用的新生儿抱姿有两种:摇篮抱和橄榄球抱。

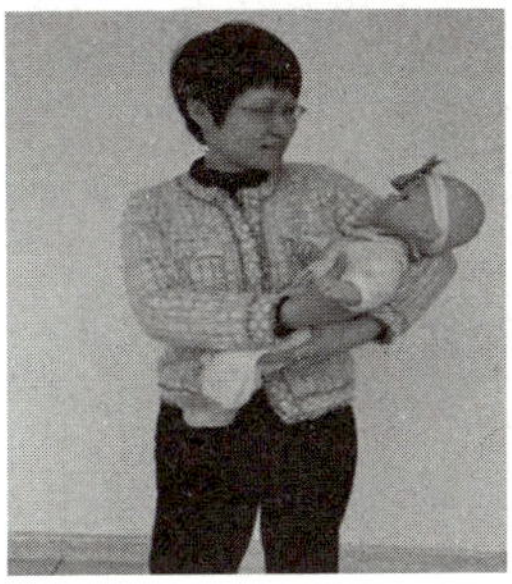

图 1-1 摇篮抱

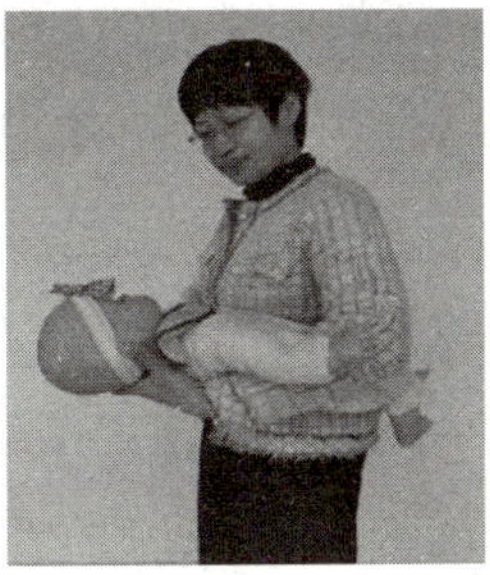

图 1-2 橄榄球抱

②换尿不湿。

准备工作:调节室温至26~28 ℃;需准备好尿不湿、垃圾桶、护臀霜、平整的操作台(如在床上操作需保持床面平整)、小毛巾、温水或湿纸巾等物品;操作前要洗手。

更换步骤:

第一步将新生儿的上衣推到肚脐上方,避免被排泄物污湿。

第二步解开尿不湿,一只手抓住新生儿双腿,另一手用尿不湿的前半部分遮盖尿污湿部分后垫于新生儿臀下。

第三步用湿纸巾或蘸温水的小毛巾从前向后擦净臀部皮肤,用小毛巾和温水清洁。

第四步将预防尿布疹或治疗尿布疹的护臀霜涂抹于臀部。

第五步让新生儿侧身,换出脏尿不湿。

第六步将清洁的尿不湿垫于新生儿腰下,粘贴尿不湿两端的腰贴,留1到2指的空间。新生儿脐带未脱落时,可将尿不湿前面的上端下折,保持脐带残端处于暴露状态。

第七步整理衣服。

第八步清理用物,洗手。

注意事项：用物携带齐全，避免操作中离开新生儿，始终确保一只手与婴儿接触，防止新生儿翻滚跌落；注意保暖；男婴要确保阴茎指向下方，避免尿液从尿不湿上方漏出；检查尿不湿松紧程度，大腿和腰部不能留有明显的缝隙，会导致排泄物外溢。

③新生儿沐浴法。

准备：一是关闭门窗，调节室温至26~28 ℃；二是准备物品，浴盆、水温计、温水、婴儿沐浴液、婴儿洗发液、平整的处置台、大小毛巾、婴儿尿不湿及衣服、包被、碘附、婴儿爽身粉、护臀霜；三是操作前注意洗手。

具体操作步骤：

第一步在操作台上按使用顺序备好浴巾、衣服、尿不湿和包被等。

第二步在浴盆内备热水，水温37~39 ℃，水温低于体温1 ℃，备水时水温稍高2~3 ℃。

第三步抱新生儿放于操作台上，脱衣服解尿不湿。

第四步左手用橄榄球抱姿抱住新生儿，左手拇指与中指分别将其双耳郭折向前按住，防止水流入造成内耳感染，将其头移至盆边。

第五步用小毛巾擦洗新生儿双眼，方向由内眼角向外眼角，擦洗面部，洗发液清洗头部，用清水洗净。

第六步左手握住新生儿左腋窝处，使新生儿的头颈部枕于操作者左前臂；用右手握住新生儿左腿靠近腹股沟处，轻放新生儿于水中，头颈露出水面，新生儿脐带未脱落时，应避免脐带沾水。

第七步用右手抹沐浴液，按从上到下的顺序洗颈下、胸、腹、腋下、上肢、手、会阴、下肢，边洗边冲净浴液。

第八步以右手从新生儿前方握住其左肩及腋窝处，使其头颈部俯于操作者右前臂，左手抹沐浴液清洗新生儿后颈、背部、臀部及下肢，洗后冲净沐浴液。

第九步左手握住新生儿左肩及腋窝处，使头颈部枕于操作者左前臂；用右手握住新生儿左腿靠近腹股沟处，轻轻将新生儿从水中抱出，迅速用大毛巾包裹全身并将水分吸干。

第十步脐带未脱落者，用碘附消毒，范围包括脐带残端和脐周。女婴注意遮盖会阴部；臀部擦护臀霜。然后包好尿不湿，穿衣，放回婴儿床。清理用物，洗手。

注意事项：沐浴应在婴儿进食后1 h进行；沐浴前观察婴儿全身情况，注意皮肤有无破损、过敏等异常，沐浴过程中观察面色、呼吸，如有异常立即停止操作；注意保暖，避免受凉，注意水温，防止烫伤，不可将婴儿单独留在操作台上，防止坠落伤;注意保护未脱落的脐带残端,避免脐部被水浸泡或污水污染,可使用脐带贴保护脐部;保护眼、耳避免进水。

(3)常用照护措施

表 1-2　新生儿常用照护措施

项目	照护操作要点
衣	接触新生儿前后均需采用七步洗手法洗手,避免感染。 新生儿出生后应立即擦干身体,用温暖的毛巾包裹,并因地制宜采取不同的保暖措施,使新生儿处于“中性温度”。适时增减衣服,避免受凉,保证温暖,防止感染。以手心脚心温暖,背心不出汗为宜。衣服打湿后要及时更换垫巾或衣服。衣服选择大一号的型号,质软,不带纽扣。 足月儿体温稳定后可每天沐浴1次,以保持皮肤清洁和促进血液循环。每次大便后用温水清洗会阴及臀部,以防尿布性皮炎。
食	正常足月儿提倡早哺乳,一般生后半小时内即可让母亲怀抱新生儿使其吸吮,以促进乳汁分泌,并可防止低血糖。鼓励按需哺乳。无法母乳喂养、吸吮吞咽功能良好者可给予配方乳。奶液流速以连续滴入为宜,奶量以奶后安静、不吐、无腹胀和理想的体重增长(15~30 g/天,生理性体重下降期除外)为标准。定时定秤监测体重,为了解新生儿营养状况提供可靠依据。
住	新生儿室应安置在阳光充足、空气流通的朝南区域。注意避免让新生儿处于危险的环境,如高空台面、可能触及的热源、电源及尖锐物品等。照护者要确保指甲短而钝。
行	保持新生儿舒适体位,如仰卧时避免颈部前屈或过度后仰,俯卧时头侧向一侧。专人看护,经常检查鼻孔是否通畅,避免衣被、毛绒玩具等物品阻挡新生儿口鼻腔或按压其胸部。

任务评价

主题	内容	优秀	良好	一般	较差	很差
学习态度	能准时参加全部课程,按时提交作业,及时查阅教师上传的学习材料	5	4	3	2	1
专业知识	掌握新生儿的生理解剖结构与特点、特殊生理现象以及照护技能,了解新生儿分类、新生儿周围环境和生存方式的变化以及人体基本结构	5	4	3	2	1
研讨精神	积极参与讨论,对其他人的发言能提出合理的分析和见解	5	4	3	2	1
团队协作	能很好地融入课堂小组讨论,共同推进学习进程	5	4	3	2	1
沟通交流	能够清晰准确地表达自己的观点,与他人交流时态度语气恰当	5	4	3	2	1

续表

主题	内容	优秀	良好	一般	较差	很差
人文素养	能够关注医学人文知识，有意识地树立职业精神	5	4	3	2	1
信息素养	会检索常见的医学专业文献数据库，主动阅读医学文献	5	4	3	2	1
实践应用	能区别新生儿特殊生理现象与一些常见疾病；能独立照护正常新生儿	5	4	3	2	1
自我小结						

任务二

新生儿常见疾病

任务描述

新生儿时期，婴儿从寄生转向独立生存，所处的内外环境发生了根本性的变化，但其适应能力还不完善。由于新生儿期在一些生理现象、疾病预防和照护方面具有非常明显的特殊性，因此本任务主要阐释新生儿常见疾病的概念、识别、照护和预防，帮助学生进一步树立科学的照护观念，为保障婴幼儿健康成长奠定良好的基础。

（1）结合案例，完成工作表单2。

（2）阅读相关材料，完成工作表单3。

（3）思考，完成工作表单4。

工作表单1

任务准备

（1）用物准备：婴儿模型、操作台。

（2）照护者准备：与婴幼儿照护者沟通，解释新生儿照护的目的，征得其同意及配合。

（3）环境准备：安静整洁，光线充足，温、湿度适宜。

任务表单

工作表单2

新生儿常见疾病识别

黄疸

明明出生后3天出现黄疸，5天达到高峰，医院诊断为生理性黄疸，没有进行特殊治疗，7天后黄疸自行消退。明明2周时受凉后再次出现皮肤黄染，测体温为37.5 ℃，伴有流涕，精神欠佳，吃奶稍显无力，奶量略有下降。

肺炎

兰兰，女婴，20天，奶奶感冒后给兰兰喂奶时未戴口罩，1天前兰兰出现流涕、咳嗽、呼吸急促、鼻翼扇动、口唇青紫、体温37.8 ℃。精神欠佳、奶量下降、睡眠减少。

寒冷损伤

阳阳，男婴，15天。爸爸给阳阳换尿不湿后接了一个电话，忘记给阳阳穿衣服，半小时后才发现阳阳全身冰冷，皮肤暗红，哭声低弱，吮乳差，下肢和臀部有硬肿，按之有橡皮样感觉。

脐炎

军军，男婴，4天，家长给军军洗澡时不小心将其脐带残端打湿，一天后出现脐带残端、脐轮皮肤红肿，伴有少量脓性分泌物。军军精神尚可，吃奶可。

鹅口疮

妮妮，女婴，18天，家长喂奶时发现妮妮口腔黏膜表面覆盖白色乳凝块样片状物，用纱布擦不易擦掉，不发热，吃奶时不哭不闹，强行擦掉白色乳凝块有出血。

新生儿明明、兰兰、阳阳、军军和妮妮所患疾病的主要特点？

工作表单3

新生儿常见疾病的预防

疾病会影响新生儿生长发育，因此我们需要精心照护新生儿，预防其发生常见疾病。如何有效预防新生儿常见疾病，就要了解新生儿常见疾病的病因，有针对性地进行预防。

新生儿病理性黄疸 病因：新生儿病理性黄疸的病因较多，常有多种病因同时存在。有糖尿病母亲所生婴儿、头颅血肿等引起的血管外溶血、母婴Rh或ABO血型不合、感染、母乳喂养维生素E缺乏、锌缺乏、磺胺类药物、甲状腺功能减等。 **思考：新生儿病理性黄疸如何预防？**
新生儿寒冷损伤 病因：新生儿寒冷损伤主要是由寒冷和保温不足引起。其他的一些疾病例如严重的感染、缺氧等也可能引起。早产儿多见，多于生后1周内发病。 **思考：新生儿寒冷损伤如何预防？**
脐炎 病因：新生儿脐炎常由细菌感染、断脐时操作消毒不严格、局部护理不合理等导致。 **思考：如何预防新生儿脐部发炎？**
鹅口疮 病因：新生儿鹅口疮常见于产道感染或哺乳时被污染的奶头和乳具感染。 **思考：如何预防新生儿患鹅口疮？**

工作表单4

工作表单5

新生儿常见疾病照护模拟操作

新生儿患病后，其饮食、睡眠等均会受到影响，进而导致其生长发育变慢甚至退步。精心的照护可以促进患病的新生儿早日康复，降低疾病对其生长发育的影响。思考新生儿常见疾病日常照护：

新生儿病理性黄疸照护模拟操作 衣： 食： 住： 行： 就医：
新生儿肺炎照护模拟操作 衣： 食： 住： 行： 就医：
新生儿寒冷损伤照护模拟操作 衣： 食： 住： 行： 就医：
脐炎照护模拟操作 衣： 食： 住： 行： 就医：
鹅口疮照护模拟操作 衣： 食： 住： 行： 就医：

任务分析

任务包括新生儿常见疾病识别、预防与照护三个重点内容，主要以小组讨论、材料阅读与案例分析等方式进行。在任务中，需要学生提前进行相关资料的查阅并结合所示案例完成任务的设计，需要教师结合教学目标与内容，在学生现有基础之上将新生儿常见疾病与特殊生理现象举例、新生儿常见疾病识别、新生儿常见疾病预防、新生儿常见疾病照护、新生儿常见疾病送医时机等知识点进行梳理与补充，并进行讲解，然后在真实或模拟的环境中进行照护操作，结合已有经验、知识给出新生儿常见疾病正确照护操作的注意事项，以此提高学生理论知识与实践相结合的能力与应用。

学习支持

新生儿常见疾病是指正常足月新生儿相对最常发生的一些疾病。主要包括病理性黄疸、肺炎、寒冷损伤、脐炎、鹅口疮等。

新生儿病理性黄疸的病因

1.新生儿病理性黄疸

新生儿黄疸是新生儿期血清中胆红素增高的一系列疾病的总称。

预防：

（1）预防黄疸的发生。注意保暖，避免受凉，防止感染或窒息，补充维生素E。避免使用磺胺、水杨酸盐、维生素K_3等药物，筛查先天性甲状腺功能减退症等。Rh阴性妇女在流产或分娩Rh阳性胎儿后，尽早注射相应的抗Rh免疫球蛋白，以中和进入母血的Rh抗原。有高危因素的新生儿更需及时监测前额、胸骨等部位的经皮胆红素值，例如早产儿，有头皮血肿、母婴血型不合（母亲为O型，新生儿为A型或B型，或者母亲为Rh阴性，新生儿为Rh阳性）、有感染、维生素E缺乏、锌缺乏、甲状腺功能减退症等婴幼儿。

（2）黄疸发生后防止胆红素增长过快。一是光照疗法降低血清非结合胆红素；二是有感染的情况及时使用抗生素；三是口服苯巴比妥，剂量为5 mg/(kg·天)；四是补充白蛋白，输血浆10~20 mL/kg或白蛋白1 g/kg，可预防胆红素脑病的发生；五是口服肠道益生菌，减少肠肝循环，增加胆红素排出。严重者采用换血疗法。

识别：

黄疸是新生儿期最常见的表现之一，主要包括生理性黄疸和病理性黄疸。新生儿生理性黄疸的特点见任务一。新生儿病理性黄疸的识别可以从黄疸和胆红素脑病两方面进行。

从黄疸的角度看，以下情形属于新生儿病理性黄疸：（1）生后24 h内出现黄疸；（2）黄疸持续时间长，足月儿大于2周，早产儿大于4周；（3）黄疸退而复现。

从胆红素脑病的角度看，新生儿黄疸重症者将出现胆红素脑病。胆红素脑病通常分为四期：警告期、痉挛期、恢复期和后遗症期。前3期在生后一周内出现，持续时间不超过新生儿期，称为急性胆红素脑病期。第4期称为慢性胆红素脑病，又称为核黄疸，是胆红素毒性所致的慢性、永久性临床后遗症。

警告期：表现为嗜睡、反应低下、吸吮无力、拥抱反射减弱、肌张力减低等，偶有尖叫和呕吐，持续约12~24 h。

痉挛期：出现抽搐、角弓反张和发热（多与抽搐同时发生）。轻者仅有双眼凝视，重者出现肌张力增高、呼吸暂停、双手紧握、双臂伸直内旋，可出现角弓反张。此期持续约12~48 h。

恢复期：吃奶及反应好转，抽搐次数减少，角弓反张逐渐消失，肌张力逐渐恢复。此期持续约2周。

后遗症期：出现典型的核黄疸后遗症表现。可有：①四肢经常出现不自主、无目的和不协调的动作。②眼球运动障碍：眼球向上转动障碍，形成落日眼。③听觉障碍，是胆红素神经系统毒性的最典型表现，耳聋、对高频音失听。④牙釉质发育不良，牙齿呈绿色或深褐色。此外，还可能有脑性瘫痪、智能落后、抽搐、抬头无力和流涎等后遗症。

照护：

表1-3 新生儿病理性黄疸的照护

项目	照护操作要点
衣	穿适量的衣物，保证背心温暖不出汗，手心脚心温暖。穿脱衣物时动作敏捷、轻柔，避免受凉
食	保证奶量及能量摄入。保持大便通畅
住	保持安静，室内音量控制在60 db以下。保持适宜的室内温度20 ℃左右。保持空气流通，每天开窗通风15~30 min，冬天寒冷可每3~4 h开窗透气两三分钟。勤打扫，保持居室清洁。由感染性疾病引起的黄疸，照护者要保持手卫生，每次照护新生儿后采用七步洗手法洗手
行	每3~4 h测一次经皮胆红素。观察全身皮肤颜色，观察有没有出现胆红素脑病表现。如遇到皮肤黄染情况与经皮胆红素值不匹配可抽血化验，例如皮肤黄染较深而经皮胆红素值不高。保证充足的睡眠时间
就医及用药	病理性黄疸可能引起胆红素脑病，造成新生儿神经系统损害，一旦发现新生儿黄疸出现手心、脚心黄染，或者出现胆红素脑病症状，应尽早送医诊治。严格遵照医嘱用药，包括医生所开药物的使用剂量和使用时间等

2. 新生儿肺炎

新生儿肺炎是指不同的病原体或其他因素（如吸入羊水、油类或过敏）等所引起的新生儿肺部炎症。新生儿肺炎轻症仅影响呼吸系统，引起呼吸功能不全，进而导致缺氧，其他系统仅轻微受累。重症可引起呼吸衰竭，全身中毒症状。

新生儿肺炎的病因

预防：主要为避免感染、保持卫生，远离变应原。

识别：主要表现为发热、咳嗽、气促、呼吸困难和肺部固定中、细湿啰音。

照护：

表 1-4 新生儿肺炎的照护

项目	照护操作要点
衣	穿适量的衣物，保证背心温暖不出汗，手心脚心温暖。穿脱衣物时动作敏捷、轻柔，避免受凉。发热时解开衣物促进散热，使用退热药退热后及时穿好衣物，避免受凉；出汗后及时更换汗湿的衣物
食	保证奶量及能量摄入。保持大便通畅
住	注意保持环境安静，保持环境通风，护理者需佩戴口罩，护理患肺炎的新生儿后要洗手
行	有发热的患儿须 4 h 左右测一次体温，可用额温枪或体温计测量。保证新生儿睡眠时长
就医及用药	根据医生嘱咐适量应用抗生素。患儿发热 38.5 ℃以上口服退热药对乙酰氨基酚或美林，两次口服退热药须间隔 4 h 以上。发现重症肺炎及时送医

3. 新生儿寒冷损伤

新生儿寒冷损伤简称新生儿冷伤，因皮肤多有硬肿，也称新生儿硬肿症，是由于寒冷和（或）多种疾病所致。新生儿寒冷损伤轻者引起反应低下、吮乳差、拒乳、哭声低弱、活动减少，重者引起低体温，即新生儿体温低于 35 ℃，心率减慢、皮肤硬肿、呼吸困难、多器官功能损害等。

病因和预防：一般由寒冷和（或）多种疾病所致。预防需要注意保持室内温度，避免受凉，避免感染。

识别：新生儿寒冷损伤的识别为皮肤硬肿。

照护：

表 1-5 新生儿寒冷损伤的照护

项目	照护操作要点
衣	穿适量的衣物，保证背心温暖不出汗，手心脚心温暖
食	保证奶量及能量摄入
住	保持适宜的室内温度 20 ℃左右，保持通风和室内清洁，避免感染
行	保证睡眠时长
就医及用药	发现有新生儿硬肿应及时送医

4. 新生儿脐炎

脐炎是指细菌侵入脐残端，并且在其中繁殖所引起的急性炎症。可向周围皮肤或组织扩散，引起腹壁蜂窝组织炎、皮下坏疽、腹膜炎、败血症等。

病因及预防：新生儿脐炎常见病因为细菌感染、断脐时操作消毒不严格、局部护理不合理等。预防要做到脐带结扎后按时消毒，保持干燥，避免沾水。

识别：新生儿脐炎的识别为脐部残端的红肿热，触之引起新生儿哭闹等。脐炎轻者导致脐轮与脐周皮肤轻度红肿，或伴有少量浆液脓性分泌物。重者脐部和脐周明显红肿发硬，分泌物呈脓性且量多，常有臭味。

照护：

表 1-6　新生儿脐炎的照护

项目	照护操作要点
衣	穿尿不湿时注意将尿不湿腰部向下翻折一截。穿适量的衣物，保证背心温暖不出汗，手心脚心温暖
食	保证奶量及能量摄入
住	保持适宜的室内温度（20 ℃左右），保持环境安静、通风和室内清洁
行	保证睡眠时长。护理者须佩戴口罩，护理后要洗手，避免感染
就医及用药	做好局部清洁，选用3%过氧化氢、碘附或者75%酒精清洗，2~3次/天，清洁时须戴一次性手套并消毒手部。发现脐带断端红肿、化脓，新生儿精神萎靡、奶量下降等须及时送医

5. 鹅口疮

鹅口疮为白色念珠菌在口腔黏膜表面形成白色斑膜的疾病。轻者不痛，不流涎，不影响吃奶，无全身症状。重症则全部口腔均被白色斑膜覆盖，可危及生命。

病因和预防：主要是免疫力下降，要注意保持室内通风和清洁，避免感染。注意保证奶量及能量摄入的基础上加强营养。

识别：鹅口疮患儿口腔黏膜表面常常覆盖白色乳凝块样小点或小片状物。

照护：

表 1-7　新生儿鹅口疮的照护

项目	照护操作要点
衣	穿适量的衣物，保证背心温暖不出汗，手心脚心温暖
食	保证奶量及能量摄入
住	保持适宜的室内温度（20 ℃左右），保持环境安静、通风和室内清洁
行	保证睡眠时长。护理者须佩戴口罩，护理后要洗手，避免感染
就医及用药	做好口腔护理，哺乳前后用2%碳酸氢钠溶液清洁口腔，或局部涂抹10万~20万U/mL制霉菌素鱼肝油混悬溶液，2~3次每天。口服肠道微生态制剂，如金双歧3次/天 如口腔被白色黏膜覆盖的范围不减反增，患儿出现精神不佳，吸吮无力，奶量下降等需及时送医

任务评价

主题	内容	优秀	良好	一般	较差	很差
学习态度	能准时参加全部课程，按时提交作业，及时查阅教师上传的学习材料	5	4	3	2	1
专业知识	了解新生儿常见疾病的病因，掌握新生儿常见疾病的识别照护和预防	5	4	3	2	1
研讨精神	积极参与讨论，对其他人的发言能提出合理的分析和见解	5	4	3	2	1
团队协作	能很好地融入课堂小组讨论，共同推进学习进程	5	4	3	2	1
沟通交流	能够清晰准确地表达自己的观点，与他人交流时态度语气恰当	5	4	3	2	1
人文素养	能够关注医学人文知识，有意识地树立职业精神	5	4	3	2	1
信息素养	会检索常见的医学专业文献数据库，主动阅读医学文献	5	4	3	2	1
实践应用	能准确描述新生儿常见疾病与一些特殊生理现象的异同，能根据新生儿体征识别其所患常见疾病，能针对新生儿所患疾病采取适宜的照护措施，能根据新生儿疾病严重程度及时送医	5	4	3	2	1
自我小结						

任务三

常见遗传代谢性疾病

任务描述

本任务主要学习和掌握四种常见遗传代谢性疾病的预防和照护，即唐氏综合征、苯丙酮尿症、糖原贮积症和先天性甲状腺功能减退症。

(1)结合案例，完成工作表单2。

(2)结合案例，完成工作表单3。

(3)阅读相关材料，完成工作表单4。

(4)结合案例，完成工作表单5。

任务准备

(1)用物准备：婴儿模型、操作台。

(2)照护者准备：与婴幼儿照护者沟通，解释新生儿照护的目的，征得其同意及配合。

(3)环境准备：安静整洁，光线充足，温、湿度适宜。

任务表单

工作表单1

工作表单2

常见遗传代谢性疾病的识别

糖糖的妈妈刘女士怀糖糖的时候已经38岁，属于高龄产妇。迟来的小天使让刘女士和丈夫非常开心。但是在糖糖刚出生时，刘女士发现糖糖长得比较“丑”：眼裂小、眼距宽、双眼外眦上斜，鼻梁低平。此外糖糖对声音、颜色的反应也比较慢。张女士赶紧带糖糖去医院进行检查，经检查糖糖被确诊为唐氏综合征患儿。

1.唐氏综合征有何表现？

2.唐氏综合征患儿应当如何照护？

工作表单3

遗传代谢性疾病的预防

遗传代谢性疾病不仅给家庭及社会带来沉重负担，而且危及子孙后代，直接影响人口素质的提高。为减少遗传代谢性疾病的发生，广泛开展预防工作格外重要。目前防治的重点主要是贯彻预防为主的方针，做好三级预防，防止和减少有遗传代谢性疾病患儿的发生和出生，或者出生后及早治疗，避免有遗传代谢性疾病的患儿发病。

问题1：遗传代谢性疾病如何预防？

一级预防	
二级预防	
三级预防	

问题2：丁丁被诊断有遗传代谢性疾病。请问丁丁父母想生二胎，应注意什么？

工作表单4

常见遗传代谢性疾病照护模拟操作

结合材料，思考常见遗传代谢性疾病患儿如何进行日常照护。

唐氏综合征照护模拟操作：

明明，男，2岁1个月，新生儿期即诊断为唐氏综合征患儿，目前语言、运动、认知功能均落后。白天妈妈照护明明，爸爸上班，晚上由爸爸妈妈共同照护。白天妈妈照护重点为以游戏为主的语言训练、感统训练、认知训练，补充营养，满足一天能量需求；晚上照护重点为保证睡眠，增强免疫力。

苯丙酮尿症照护模拟操作：

黄黄，男，1岁8个月，新生儿期即诊断为苯丙酮尿症患者，缺乏四氢叶酸，目前主要表现有智力发育落后，皮肤、毛发色素浅淡和鼠尿臭味。平时主要由妈妈照护，给予黄黄低苯丙氨酸配方奶，血苯丙氨酸浓度控制在120~240 μmol/L范围。妈妈在黄黄平时的饮食中适当加入牛奶、粥、面、蛋等。定期到医院监测血苯丙氨酸浓度，根据患儿具体情况调整食谱，避免苯丙氨酸增高或缺乏。

糖原贮积症照护模拟操作：

兰兰，女，2岁，新生儿期诊断为糖原贮积症。目前主要表现有：低血糖和乳酸酸中毒；有肝肿大、生长落后、身材矮小、鼻出血、大便次数多，未可出现过低血糖惊厥。智力发育正常。还有娃娃脸表现，四肢相对瘦弱，无骨质疏松。因为爸爸妈妈都要上班，平时奶奶照顾小兰，少量多餐，饮食种类丰富，让小兰积极锻炼。

续表

甲先天性甲状腺功能减退症： 小张，27天男婴，新生儿期筛查发现有先天性甲状腺功能减退症。目前不爱动、不爱哭。爸爸妈妈按照医生规定给小张口服L-甲状腺素钠，其他方面和普通婴幼儿的照顾方式一样。

以上遗传代谢性疾病患儿的照护方式是否正确？如不正确，应该如何照护？

工作表单5

任务分析

任务包括常见遗传代谢性疾病的识别、预防和照护三个重点，主要以小组讨论、材料阅读与案例分析等方式进行。在任务中，需要学生提前进行相关资料的查阅并结合所示案例完成任务的设计，需要教师结合教学目标与内容，在学生现有基础之上将遗传代谢性疾病的分类、常见遗传代谢性疾病的识别、遗传代谢性疾病的预防、常见遗传代谢性疾病照护的模拟操作及遗传代谢性疾病的送医时机等知识点进行梳理与补充，并进行讲解，然后在真实或模拟的环境中进行照护操作，结合已有经验、知识给出常见遗传代谢性疾病的正确照护操作的注意事项，以此提高学生理论知识与实践相结合的能力。

学习支持

1. 概述

遗传性疾病是指由遗传物质发生改变而引起的或者是由致病基因所控制的疾病，具有先天性、终身性和家族性的特征。遗传性疾病种类繁多，可导致畸形、代谢异常、神经和肌肉功能障碍，病死率和残疾率均较高。由于多数遗传性疾病目前缺乏有效的治疗方法，存活患儿常伴有智力低下和体格残疾，疾病的预防和照护就更为重要。

常见遗传性疾病分类

2. 常见遗传代谢性疾病的识别

遗传代谢性疾病较多，此处主要介绍四类常见的遗传性疾病，包括唐氏综合征、苯丙酮尿症、糖原贮积症和先天性甲状腺功能减退症。

(1)唐氏综合征，又称21-三体综合征，以前也称先天愚型，是人类最早被确定的染色体病，在活产婴儿中发生率约为1∶1000~1∶600，母亲年龄越大，发生率越高。本病主要表现为智能落后、特殊面容和生长发育迟缓，并可伴有多种畸形。

一是特殊面容。表情呆滞，眼裂小、眼距宽、双眼外眦上斜、鼻梁低平、外耳小、硬腭窄小，常张口伸舌，流涎多，头小而圆、前囟大且关闭延迟，颈短而宽等。

二是智能落后。绝大部分患儿都有不同程度的智能发育障碍，随年龄的增长日益明显。

三是生长发育迟缓。生后体格发育、动作发育均迟缓，身材矮小，骨龄落后于实际年龄，出牙迟且顺序异常。

四是特殊外观。四肢短，韧带松弛，关节可过度弯曲；肌张力低下，腹膨隆，可伴有脐疝；手指粗短，小指尤短，中间指骨短宽，且向内弯曲。

五是伴发畸形。部分男孩可有隐睾，部分患儿伴有先天性心脏病、消化道畸形等。先天性甲状腺功能减退症和急性淋巴细胞白血病的发生率明显高于正常人群，免疫功能低下，易患感染性疾病。

六是皮纹特点。手掌出现猿线（俗称通贯手），轴三角的atd角一般大于45°，第4、5指桡箕增多。

（2）苯丙酮尿症是一种常染色体隐性遗传疾病，因苯丙氨酸羟化酶基因突变导致酶活性降低，苯丙氨酸及其代谢产物在体内蓄积导致疾病。出生时正常，通常在3~6个月时开始出现症状，1岁时症状明显，主要表现有智力发育落后，皮肤、毛发色素浅淡以及尿液和汗液有鼠尿臭味。

（3）糖原贮积症是一组由于先天性酶缺陷所造成的糖原代谢障碍性疾病。表现轻重不一，重者可表现为新生儿低血糖和乳酸酸中毒；但更多表现为婴儿期肝肿大、生长落后、身材矮小、鼻出血、大便次数多，少数可出现低血糖惊厥。智力发育多正常。患儿多有娃娃脸表现，四肢相对瘦弱，可出现骨质疏松。

先天性甲状腺功能减退症

（4）先天性甲状腺功能减退症。患儿症状出现的早晚及轻重程度与患儿残留的甲状腺组织的量及其功能有关。主要表现有智能落后、生长发育迟缓和生理功能低下。

新生儿期：患儿常为过期产，体征常无特异性，包括前、后囟大；胎便排出延迟，生后常有腹胀、便秘、脐疝，易被误诊为先天性巨结肠；生理性黄疸期延长；患儿常处于睡眠状态，对外界反应低下，肌张力低、吮奶差、呼吸慢、哭声低且少、体温低（常<35 ℃）、四肢冷、末梢循环差，皮肤出现大理石样花纹或有硬肿现象等。

婴幼儿期：多数先天性甲状腺功能减退症患儿常在生后数月或1岁后因发育落后就诊查出。此时典型症状有特殊面容、生长发育迟缓、消化功能紊乱以及神经系统功能障碍等。

表1-8　先天性甲状腺功能减退症的识别

特殊面容	头大、颈短、皮肤粗糙、面色苍黄，毛发稀疏、无光泽，面部黏液水肿、眼睑水肿、眼距宽、鼻梁低平、唇厚舌大，舌常伸出口外
生长发育迟缓	骨龄发育落后，身材矮小，躯干长而四肢短小，上部量/下部量>1.5，腹部膨隆，常有脐疝，囟门闭合迟，出牙迟

续表

消化功能紊乱	缺乏食欲，腹胀、便秘、大便干燥
神经系统功能障碍	智力低下，运动发育障碍，动作发育迟缓，记忆力和注意力降低，听力下降，感觉迟钝

2. 常见遗传代谢性疾病的预防

防止和减少遗传性疾病患儿的出生重点要做好三级预防。

表 1-9 常见遗传代谢性疾病的三级预防

一级预防	防止遗传性疾病的发生。一是避免近亲结婚；二是凡本人或家族成员有遗传性疾病或先天畸形史、家族中多次出现或生育过智力低下儿或反复自然流产者，应进行遗传咨询，接受婚育指导
二级预防	在遗传咨询的基础上，有目的地进行产前诊断，减少遗传性疾病患儿出生
三级预防	遗传性疾病出生后的治疗。疑有遗传性疾病，尽可能利用血生化检查或染色体分析进行早期诊断。接受新生儿筛查可使患儿出生 2~4 周内得到确诊。通过后续治疗，极大地降低遗传代谢性疾病的危害

3. 常见遗传性疾病的照护

（1）唐氏综合征的照护

表 1-10 唐氏综合征的照护要点

项目	照护操作要点
衣	适当穿衣，保证温暖，以手心脚心温暖，背心不出汗为宜。衣服背心打湿后要及时更换垫巾或衣服
食	保证摄入充足的能量，满足一天能量需求
住	新生儿房间安置在阳光充足、空气流通的朝南区域，室内最好备有空调和空气净化设备，保持室温在 22~24 ℃、相对湿度在 55%~65%
行	应适当外出，让患儿见识更多场景，促进认知、语言、运动等的发育
就医及用药	目前唐氏综合征尚无有效治疗方法，其照护主要是注意预防感染，采用综合措施对患儿进行长期耐心的教育，例如以游戏为主的语言训练、感统训练、认知训练。训练智力障碍儿童掌握一定的工作技能，如伴有先天性心脏病、胃肠道或其他畸形可考虑手术治疗

（2）苯丙酮尿症的照护

表 1-11 苯丙酮尿症的照护要点

项目	照护操作要点
衣	适当穿衣，保证温暖，以手心脚心温暖，背心不出汗为宜。衣服背心打湿后要及时更换垫巾或衣服

续表

项目	照护操作要点
食	采用低苯丙氨酸配方奶治疗，3岁以下婴幼儿血苯丙氨酸浓度降至120~240 μmol/L时，可逐渐少量添加天然饮食，其中首选母乳，因母乳中血苯丙氨酸含量仅为牛奶的1/3。较大婴幼儿及儿童可加入牛奶、粥、面、蛋等，添加食品应以低蛋白、低苯丙氨酸为原则，其量和次数根据血苯丙氨酸浓度而定。苯丙氨酸浓度过高或过低都将影响生长发育
住	新生儿房间安置在阳光充足、空气流通的朝南区域，室内最好备有空调和空气净化设备，保持室温在22~24 ℃、相对湿度在55%~65%
行	应适当外出，让患儿见识更多场景，促进认知、语言、运动等的发育
就医及用药	定期测定血苯丙氨酸浓度，根据患儿具体情况调整食谱，避免苯丙氨酸增高或缺乏。低苯丙氨酸饮食治疗至少持续到青春期。终身治疗对患者更有益。对诊断为四氢叶酸缺乏症的患者，需补充四氢叶酸、5-羟色胺和左旋多巴，二氢生物蝶呤还原酶缺乏症者采用饮食限制苯丙氨酸摄入、5-羟色胺和左旋多巴及四氢叶酸治疗

（3）糖原贮积症的照护

表1-12　糖原贮积症的照护要点

项目	照护操作要点
衣	适当穿衣，保证温暖，以手心脚心温暖，背心不出汗为宜。衣服背心打湿后要及时更换垫巾或衣服
食	少量多次喂给碳水化合物食物，1岁以后可用生玉米淀粉治疗，每4~6 h 1次，每次1.75~2 g/kg。注意补充各种微量元素和矿物质。
住	新生儿房间安置在阳光充足、空气流通的朝南区域，室内最好备有空调和空气净化设备，保持室温在22~24 ℃、相对湿度在55%~65%
行	应适当外出，让患儿见识更多场景，促进认知、语言、运动等的发育
就医及用药	糖原贮积症的照护总目标是维持血糖正常，因此要监测血糖，避免发生严重低血糖

（4）先天性甲状腺功能减退症的照护

表1-13　先天性甲状腺功能减退症的照护要点

项目	照护操作要点
衣	适时增减衣服，避免受凉，保证温暖，防止感染。以手心脚心温暖，背心不出汗为宜。衣服背心打湿后要及时更换垫巾或衣服。
食	保证营养供给。给予患儿高蛋白、高纤维素、富含钙及铁剂的易消化食物。对吸吮困难、吞咽缓慢者要耐心喂养，提供充足的就餐时间，保证生长发育所需。
住	注意环境卫生，避免与感染性或传染性患儿和成人接触，同时应加强个人卫生，勤洗澡，加强皮肤护理

续表

项目	照护操作要点
行	应适当外出，让患儿见识更多场景，促进认知、语言、运动等的发育，帮助患儿学习掌握基本生活技能
就医及用药	先天性甲状腺功能减退症必须终生服药，要坚持长期服药治疗。教育家长掌握药物服用方法，按时去医院检查监测患儿生长曲线、智商、骨龄，血T3(三碘甲状腺原氨酸)、T4(甲状腺素)和TSH(促甲状腺激素)的变化等，便于医生随时调整剂量。注意了解药量不当可能产生的症状，便于及时送医。药量过小影响智力及体格发育；药量过大可引起烦躁、多汗、消瘦、腹痛和腹泻等症状 护理中注意观察患儿体温是否正常，营养是否均衡，体重是否增加，大便是否通畅，患儿是否能掌握基本生活技能等

需要注意的是，一旦发现婴幼儿可能患有常见遗传性疾病，均需要送医诊治。

任务评价

主题	内容	优秀	良好	一般	较差	很差
学习态度	能准时参加全部课程，按时提交作业，及时查阅教师上传的学习材料	5	4	3	2	1
专业知识	了解遗传性疾病的分类、常见遗传代谢性疾病的送医时机，掌握常见遗传代谢性疾病的识别、预防以及照护	5	4	3	2	1
研讨精神	积极参与讨论，对其他人的发言能提出合理的分析和见解	5	4	3	2	1
团队协作	能很好地融入课堂小组讨论，共同推进学习进程	5	4	3	2	1
沟通交流	能够清晰准确地表达自己的观点，与他人交流时态度语气恰当	5	4	3	2	1
人文素养	能够关注医学人文知识，有意识地树立职业精神	5	4	3	2	1
信息素养	会检索常见的医学专业文献数据库，主动阅读医学文献	5	4	3	2	1
实践应用	能识别常见遗传代谢性疾病；能针对常见遗传代谢性疾病患儿进行系统性照护	5	4	3	2	1
自我小结						

任务四

高危儿照护

任务描述

绝大部分新生儿是健康的足月新生儿，但是也有一部分新生儿发生危重疾病或者可能发生危重疾病，这部分新生儿需要监护，被称为高危儿。本任务结合高危儿的照护相关内容，重点介绍新生儿中常见的早产儿、新生儿窒息、新生儿低血糖三类高危儿。高危儿虽然已经或者可能发生危重疾病，但是通过加强监护和完善照护，这部分新生儿有可能转危为安，恢复健康，因此，需要针对高危儿的照护进行学习。

（1）阅读相关材料，完成工作表单2。

（2）分析材料，完成工作表单3。

（3）分析材料，完成工作表单4。

任务准备

（1）用物准备：婴儿模型、操作台。

（2）照护者准备：与婴幼儿照护者沟通，解释新生儿照护的目的，征得其同意及配合。

（3）环境准备：安静整洁，光线充足，温、湿度适宜。

任务表单

工作表单1

工作表单2

三类常见高危儿的识别

如何识别早产儿、新生儿窒息、新生儿低血糖等高危儿。

常见高危儿	识别
早产儿	
新生儿窒息	
新生儿低血糖	

工作表单3

高危儿的预防

高危儿有发生危重疾病的潜在危险，对高危儿进行早期干预有利于增进新生儿健康水平，提高人口素质、降低围生儿死亡率。高危儿的预防有两方面：一是避免高危儿的出生，二是对已经成为高危儿的新生儿进行早期干预。

问题1：如何避免宝宝成为高危儿？

问题2：如何对高危儿进行早期干预？

工作表单5

工作表单4

常见高危儿照护模拟操作

结合材料，思考以下问题：

早产儿

明明，男婴，2天，母孕36周时分娩，体重2.8 kg。

问题：早产儿的照护要点有哪些？

新生儿窒息

兰兰，女婴，3天，足月顺产，生产过程延长，生后Apgar评分为轻度窒息。经抢救后Apgar评分正常。体重3 kg。

问题：新生儿窒息的照护要点有哪些？

新生儿低血糖

艾艾，男婴，1天，体重2.4 kg。母孕期有妊娠糖尿病。查艾艾血糖2.1 mmol/L，低于正常值。

问题：新生儿低血糖的照护要点有哪些？

任务分析

任务包括高危儿的识别、预防和照护三个重点，主要以小组讨论、材料阅读与案例分析等方式进行。在任务中，需要学生提前进行相关资料的查阅并结合所示案例完成任务设计，需要教师结合教学目标与内容，在学生现有基础之上将高危儿的判断、识别、预防、照护和送医时机等知识点进行梳理与补充，并进行讲解，然后在真实或模拟的环境中进行照护操作，结合已有经验知识给出高危儿正确照护操作的注意事项，以此提高学生理论知识与实践相结合的能力。

学习支持

高危儿常见病因

1. 高危儿

高危儿是指可能发生或已经发生危重疾病而需要监护的新生儿。

2. 三类常见高危儿的识别

(1)早产儿的表现

外观。早产儿与正常足月儿的外观特点各有不同,见表1-14。

表1-14　早产儿与足月儿的外观特点

		足月儿	早产儿
皮肤		红润、皮下脂肪丰满和毳毛少	绛红、水肿和毳毛多
头		头大(占全身比例的1/4)	头更大(占全身比例的1/3)
头发		分条清楚	细而乱
耳壳		软骨发育好、耳舟成形、直挺	软、缺乏软骨、耳舟不清楚
乳腺		结节>4 mm,平均7 mm	无结节或结节<4 mm
外生殖器	男婴	睾丸已降至阴囊	睾丸未降或未全降
	女婴	大阴唇遮盖小阴唇	大阴唇不能遮盖小阴唇
指(趾)甲		达到或超过指(趾)端	未达指(趾)端
跖纹		足纹遍及整个足底	足底纹理少

注:资料来源于王卫平主编《儿科学》第八版。

早产儿人体系统表现

(2)新生儿窒息的识别

窒息的本质是缺氧,凡是影响胎儿、新生儿气体交换的因素均可引起窒息。可发生于妊娠期,但绝大多数发生于产程开始后。新生儿发生窒息后将出现以下表现。

一是胎儿宫内窒息。早期有胎动,胎心率≥160次/min;晚期则胎动减少,甚至消失,胎心率<100次/min;羊水胎粪污染。

二是Apgar评分降低。Apgar评分包括皮肤颜色、心率、对刺激的反应、肌张力和呼吸五项指标;每项0~2分,总共10分。分别于生后1 min、5 min和10 min进行,如婴儿需要复苏,15 min、20 min仍需评分。Apgar评分8~10分为正常,4~7分为轻度窒息,0~3分为重度窒息,见表1-15。

表1-15 新生儿Apgar评分标准

体征	评分标准			评分时间	
	0分	1分	2分	1 min	5 min
皮肤颜色	青紫或苍白	身体红,四肢青紫	全身红		
心率(次/min)	无	<100	>100		
弹足底或插鼻管反应	无反应	有些动作,如皱眉	哭,喷嚏		
肌张力	松弛	四肢略屈曲	四肢活动		
呼吸	无	慢,不规则	正常,哭声响		

注:资料来源于王卫平主编《儿科学》第八版。

三是多器官受损症状。中枢神经系统受损表现,例如意识改变、肌张力减低、原始反射减弱、惊厥等;呼吸系统受损表现,例如呼吸急促、鼻翼扇动和吸气性三凹征等;心血管系统受损表现,例如心律失常、心源性休克等;泌尿系统受损表现,例如少尿、多尿、无尿等;以及消化系统、血液系统等受损表现。

(3)新生儿低血糖识别

低血糖多出现于生后24~72 h内。糖尿病母亲所生婴儿低血糖出现较早,经治疗后多于24 h内恢复正常。大多数低血糖患儿无症状,有症状的表现为非特异性,如反应差、喂养困难、呼吸暂停、嗜睡、青紫、哭声异常、颤抖、震颤,甚至惊厥等,但经静脉注射葡萄糖后上述症状消失,血糖恢复正常。

3.三类常见高危儿的预防

表1-16 三类常见高危儿的预防

避免高危因素的影响	预防早产	母孕期感染、吸烟、酗酒、吸毒、外伤、生殖器畸形、过度劳累、多胎、种族和遗传等是引起早产的主要原因。预防早产需要从这些原因入手,例如防止母孕期感染;母孕期避免吸烟、酗酒、吸毒等不良行为;母孕期避免过度劳累等
	预防新生儿窒息	一是加强围生期保健,及时处理高危妊娠 二是加强胎儿监护,避免胎儿宫内缺氧 三是至正规医院生产
	预防新生儿低血糖	一是避免可导致低血糖的高危因素(如寒冷损伤等),高危儿定期监测血糖 二是生后能进食者宜早期喂养 三是不能经胃肠道喂养者需就医

4.三类常见高危儿的照护

(1)早产儿的家庭照护

表 1-17 早产儿的家庭照护要点

项目	照护操作要点
衣	注意保温。生后应立即用预热的干毛巾擦干新生儿,并采取各种措施,使婴儿处于中性温度。冬季头部应戴绒不湿帽。勤换尿不湿,防止红臀或尿布疹发生。衣服宜选择棉质、浅色、大一号、质软、不用纽扣的。应选用柔软、吸水性强的尿不湿
食	早产儿应酌情尽早母乳喂养。对吸吮能力差、吞咽功能不协调的小早产儿,或有疾病者可由母亲挤出乳汁经管饲喂养。也可暂行人工喂养,但应用早产儿配方奶。哺乳量因人而异,根据喂养后有无腹胀、呕吐、胃内残留(管饲喂养)及体重增长情况(理想的是每天增长 10~15 g/kg)进行调整。出院后矫正胎龄已达到适于胎龄儿的早产儿应尽可能给予母乳喂养,如无母乳者,可给予标准的婴儿配方乳喂养。对于出院时矫正胎龄为小于胎龄儿的婴儿,母乳喂养儿应加母乳强化剂,配方奶喂养儿应选用含较高蛋白质、矿物质、微量元素的配方乳喂养,直至达到追赶生长 维生素和微量元素补充。早产儿应连续 3 天肌肉内注射 1 次维生素 $K_1$0.5~1 mg。生后 4 天加维生素 C 50~100 mg/天,10 天后加维生素 A 500~1000 IU/天及维生素 D 400~1000 IU/天,4 周后添加铁剂
住	尽量减少不良刺激,调暗灯光、减少噪声刺激,为早产儿提供舒适和正确的体位。环境温暖,早产儿尤其是出生体重<2000 g或者低体温者,应置于温箱中,选择适宜的中性环境温度。无条件者可采取其他保暖措施,如用热水袋(应注意隔毛巾,避免烫伤)等 在婴儿室工作人员应严格遵守消毒隔离制度。接触新生儿前应严格用七步洗手法洗手。护理时注意无菌环境。工作人员如患感染性疾病应立即隔离。适当开窗透气 呼吸管理。保持呼吸道通畅,早产儿仰卧时可在肩下放置软垫,避免颈部弯曲。切忌给早产儿常规吸氧,以防吸入高浓度氧或吸氧时间过长导致早产儿视网膜病。呼吸暂停者可经弹、拍打足底等恢复呼吸
行	早产儿应尽量避免外出,直至达到追赶生长
就医及用药	早产儿出现以下情况需要就医: 一是体温<36 ℃或者体温>37.2 ℃ 二是有精神萎靡、目光呆滞,或者有精神亢奋、阵发性哭闹甚至有惊厥 三是奶量突然下降 四是睡眠不佳,睡前烦躁不安,睡醒后大汗淋漓等 五是呼吸急促,呼吸音变粗,呼吸时鼻翼扇动等 六是囟门凹陷或前囟隆起 七是体重增速减慢,或者不增反降,生理性体重下降除外 住院期间用药由医院处理。出院后用药根据医嘱使用

(2)新生儿窒息照护

一旦发生新生儿窒息,必须由正规医院专业的医疗人员进行复苏治疗,不能在家庭进行照护。

一是快速对新生儿进行评估。

二是初步复苏。第一步保暖,将新生儿放置于预热的辐射台或毯子;第二步将新生儿置于头轻微仰伸位;第三步清理呼吸道,如口咽鼻腔的分泌物、黏液;第四步用温热干毛巾快速擦干新生儿全身;第五步用手拍打或手指轻弹患儿的足底或摩擦背部2次以诱发自主呼吸。

三是在氧饱和度仪的监测指导下进行正压通气。

四是胸外心脏按压。

五是药物治疗。

(3)新生儿低血糖的照护

表1-18 新生儿低血糖的照护要点

项目	照护操作要点
衣	适当穿衣,保证温暖,以手心脚心温暖,背心不出汗为宜
食	保证摄入充足的能量。生后能进食者尽早喂养,根据病情给予10%葡萄糖或吸吮母乳
住	新生儿房间安置在阳光充足、空气流通的朝南区域,室内最好备有空调和空气净化设备,保持室温在22~24 ℃、相对湿度在55%~65%
行	新生儿低血糖者应尽量避免外出
就医及用药	一旦新生儿发生低血糖应立即就医,症状性低血糖和持续性低血糖应在医院处理直至血糖浓度稳定。家庭照护应注意监测血糖。生后4 h内反复监测血糖,以后每隔4 h复查,直至血糖浓度稳定

注意:所有高危儿均需及时送医,实施监护。

任务评价

主题	内容	优秀	良好	一般	较差	很差
学习态度	能准时参加全部课程,按时提交作业,及时查阅教师上传的学习材料	5	4	3	2	1
专业知识	掌握高危儿的识别、预防与照护,了解高危儿的判断标准和送医时机	5	4	3	2	1
研讨精神	积极参与讨论,对其他人的发言能提出合理的分析和见解	5	4	3	2	1

续表

主题	内容	优秀	良好	一般	较差	很差
团队协作	能很好地融入课堂小组讨论，共同推进学习进程	5	4	3	2	1
沟通交流	能够清晰准确地表达自己的观点，与他人交流时态度语气恰当	5	4	3	2	1
人文素养	能够关注医学人文知识，有意识地树立职业精神	5	4	3	2	1
信息素养	会检索常见的医学专业文献数据库，主动阅读医学文献	5	4	3	2	1
实践应用	能区别高危儿与正常新生儿；能独立照护高危儿	5	4	3	2	1
自我小结						

项目小结

本项目主要通过小组任务的形式进行，学生通过讨论、操作、汇报等方式，理解新生儿常见疾病的照护意义和原则；热爱婴幼儿，提升职业精神；熟悉新生儿生理特征，掌握新生儿常见疾病、常见遗传代谢性疾病、高危儿的预防方法和照护要点等专业知识；能与团队合作，正确运用专业知识系统性照护正常新生儿、患有常见疾病的新生儿、患有遗传代谢性疾病的婴幼儿以及高危儿，基于所掌握的专业知识与家长进行沟通，跟踪家长反馈、反思提升教学质量。

思考练习

(1)(多选)新生儿特殊生理现象有哪些(　　)。

A.生理性体重下降　　B.生理性黄疸

C.螳螂嘴和马牙　　D.新生儿红斑和粟粒疹

(2)(多选)高危儿常见于哪几种情况(　　)。

A.母亲糖尿病　　B.孕母年龄>40岁

C.难产　　D.足月新生儿

(3)简要回答唐氏综合征的识别。

(4)简述新生儿脐炎的照护。

实践实训

针对新生儿生理特征，以小组为单位(4~5人)合作设计对新生儿黄疸进行照护的实施方案，包括照护活动名称、活动人数、活动目标、活动准备、活动过程、活动注意事项、活动延伸，并做好记录。

病例:

明明，男，4天，足月儿，3.3 kg，生后12 h排墨绿色胎便，第3天皮肤、巩膜出现轻度黄疸，现皮肤、巩膜黄疸加重，手心脚心没有黄疸。现在精神佳，睡眠好，无发热，奶量可，小便清亮，大便5次/天，为金黄色软便。至医院检查血清胆红素10 mg/dL，医生诊断明明新生儿生理性黄疸，嘱家属在家观察小明精神状态、黄疸情况、对刺激的反应。如有异常及时就医，如无明显变化可不行特殊处理。

推荐阅读

[1](美)劳拉·A.亚娜，(美)珍妮弗·舒.美国儿科学会新生儿婴儿护理全书[M].黎娜，译.北京:北京科学技术出版社，2019.

[2]王丹华.协和专家新生儿婴儿护理大全[M].北京:中国轻工业出版社，2020.

[3]杨艳玲.从病例开始学习遗传代谢病[M].北京:人民卫生出版社，2018.

项目二

婴幼儿营养性疾病预防与照护

项目目标

知识目标：

1. 掌握婴幼儿常见营养性疾病识别方法及指标。
2. 理解婴幼儿体格生长发育的规律与特点。
3. 了解婴幼儿营养性疾病的影响因素和临床表现。

技能目标：

1. 能独立运用常用体格发育指标进行营养不良与肥胖的判断。
2. 能开展婴幼儿营养性疾病高危因素的评估。
3. 能识别常见婴幼儿营养性疾病，并开展针对性指导与照护。

情感目标：

以促进婴幼儿健康成长为根本，在开展婴幼儿营养性疾病的预防、识别与指导中，关心爱护婴幼儿，具有认真负责、科学严谨的态度。

学习重难点

学习重点：

1. 能独立运用体格发育指标进行婴幼儿体格发育评价。
2. 婴幼儿营养性疾病高危因素的评估。

学习难点：

1. 婴幼儿营养性疾病的早期预防。
2. 如何对婴幼儿营养性疾病开展针对性指导与照护。

思维导图

- 婴幼儿营养性疾病预防与照护
  - 肥胖
    - 肥胖的识别
    - 肥胖的预防
    - 肥胖的照护
  - 营养不良
    - 营养不良的识别
    - 营养不良的预防
    - 营养不良的照护
  - 隐性饥饿
    - 缺铁性贫血
    - 维生素D缺乏性佝偻病
    - 维生素A缺乏
    - 锌缺乏症
  - 喂养困难
    - 喂养困难的识别
    - 喂养困难的预防
    - 常见饮食行为问题的照护

任务一
肥胖

任务描述

通过学习肥胖风险婴幼儿照护，掌握肥胖的预防，能够在托幼(育)机构或家庭正确地对肥胖风险婴幼儿进行照护，预防婴幼儿肥胖的发生发展。

(1)小组讨论，完成工作表单1。

(2)结合案例，完成工作表单2。

(3)模拟操作，完成工作表单4。

任务准备

(1)用物准备：食物模具、小碗；填有婴幼儿营养性疾病相关结果的检查记录表及婴幼儿肥胖影响因素记录，肥胖的健康指导资料。

(2)照护者准备：仪表端庄，衣帽整洁，态度和蔼。与婴幼儿照护者沟通，解释婴幼儿肥胖预防与照护的重要性，征得其同意及配合。

(3)环境准备：安静整洁，光线充足，温、湿度适宜。

任务表单

工作表单1

肥胖的分类

肥胖是指多因素引起、因能量摄入超过能量消耗，导致体内脂肪积聚过多达到危害健康程度的一种慢性代谢性疾病。根据病因不同肥胖分为哪几类？婴幼儿肥胖主要有哪些表现？

工作表单3

工作表单2

肥胖的识别

今天医生阿姨来天使宝宝托育园给小朋友做体检，医生给孩子们进行了身长、体重和头围的测量。2岁小男孩乐乐，身长87 cm，体重18.5 kg。

作为托育园的老师，你认为乐乐小朋友体格发育是否正常？请说明你的理由。

工作表单5

工作表单4

肥胖儿童的照护模拟操作

小女孩丹丹，2岁5个月，今天妈妈带她来托育园上学，妈妈对着丹丹说：胖妹妹，来给老师打招呼。妈妈带来了丹丹的入园体检结果：身高90 cm，体重17.8 kg，体检结论：单纯性肥胖。

托育园王老师向丹丹妈妈了解了孩子情况：丹丹出生体重4.1 kg，一直配方奶喂养，6个月时体重快10 kg，每次出门别人都夸她长得好，家里有个哥哥，喜欢喊她胖妹妹。她食欲好，喜欢吃面包、蛋糕，经常喝果汁，也喜欢吃各种带肉馅的煎饼和土豆，不喜欢喝白开水，特别不喜欢吃蔬菜和粗粮，晚上吃了奶就睡了，半夜还经常醒来喝奶，现在出门不愿意走路，经常坐推车或大人抱。

请根据材料思考：

(1)丹丹小朋友是否需要控制体重？请说明你的理由。

(2)请给丹丹小朋友合理搭配一顿晚餐。(提供食物包括米饭、面条、饺子、土豆、红薯、小白菜豆腐汤、生菜、清炖猪蹄、胡萝卜烧肉、白灼虾，包括种类、数量)

（3）请结合丹丹小朋友的情况制订一份照护方案。

项目	内容
生长监测照护	
喂养照护	
运动照护	
睡眠照护	
父母照护	

任务分析

任务以小组讨论、小组操作与案例分析等方式进行，教师应结合教学目标与内容，重点讲解肥胖的判断、预防、照护三个重点，然后在真实或模拟的环境中进行预防或照护操作，并记录实施过程和结果，结合已有经验、知识给出避免误区或建立正确照护操作或转诊的注意事项，以此提高学生理论知识与实践相结合的能力。

学习支持

1.肥胖的定义

肥胖是指多因素引起、因长期能量摄入超过能量消耗，导致体内脂肪积聚过多达到危害健康的程度。至今儿童超重和肥胖尚无统一的标准，推荐2岁以下婴幼儿采用体重/身长作为判断指标，2岁以上儿童采用体质指数[即体重与身高的平方之比(kg/m^2)]进行超重或肥胖的判断。2岁以下儿童体重/身长≥参照人群的P85~P97为超重，体重/身长≥参照人群的P97为肥胖。2岁以上儿童BMI≥参照人群的P85~P95为超重，BMI≥参照人群的P95则为肥胖。根据病因不同，肥胖可分为原发性肥胖、遗传性肥胖和继发性肥胖。原发性肥胖又称单纯性肥胖，儿童以单纯性肥胖为主，其发生与遗传、饮食和运动等有关。遗传性肥胖主要指因遗传物质变异（如染色体缺失、基因突变等）导致的极度肥胖。继发性肥胖主要由于神经内分泌代谢性疾病、药物等引起的肥胖。

2.肥胖的临床表现

肥胖常见于婴儿期、5～6岁和青春期。肥胖儿童常常食欲旺盛，进食速度快，食量大，喜欢吃甜食、零食、高脂肪食物。不喜欢活动，明显肥胖的儿童活动可出现气短或腿痛，容易疲劳。可见皮下脂肪丰满、分布比较均匀，身体脂肪积聚以乳部、腹部、臀部及肩部为显著，可有严重X型腿或扁平足。重度肥胖儿童常因体态臃肿、动作笨拙被小朋友嘲笑，自尊心受到伤害，导致自卑、胆怯、孤僻等心理问题。肥胖的男孩外生殖器常因过厚的皮下脂肪掩盖，容易误认为阴茎发育短小。

3.肥胖的影响因素

儿童肥胖是遗传因素与环境因素共同作用的结果。

孕产期因素：孕期超重或肥胖，孕期体重增加过多；出生体重≥4000 g是儿童期肥胖的危险因素。

母乳喂养情况：母乳喂养的时间越长，儿童发生超重肥胖的风险越低。

运动因素：运动不足、电子产品暴露时间长都会增加肥胖风险。

膳食因素：膳食结构不合理，脂肪摄入过多，谷薯类与蔬菜摄入不足，食物种类少，喜好甜食、零食或含糖饮料摄入过多等增加婴幼儿肥胖风险。

饮食行为因素：不良饮食行为习惯，如过度进食、偏食挑食、早餐少、晚餐多食、睡前进食、频繁夜奶、边吃边玩边看电视等增加婴幼儿肥胖风险。

遗传因素：家长肥胖的家庭，常常生活习惯、饮食结构存在容易导致肥胖的因素。

4.儿童肥胖的危害

儿童肥胖会增加心血管疾病患病的风险；肥胖儿童发展为成人期高血压病、高甘油三酯血症、糖尿病的概率高于正常体重儿童。肥胖儿童容易患呼吸道疾病，同时儿童肥胖与哮喘有关，肥胖儿童的心肺功能随着BMI的增加会逐步下降。儿童肥胖可引起运动、认知及智力等其他危害。另外，肥胖会对儿童心理健康造成明显的影响。肥胖儿童可能因为体型原因引起同学的嘲弄，并因此引起一系列心理问题或疾病，如攻击、分裂性、抑郁、交际不良、社交退缩、违纪等。

5.儿童肥胖的预防

婴儿期：孕期均衡膳食，适宜身体活动，保持孕期体重正常增长，避免新生儿出生时体重过重或低出生体重。坚持6个月以内纯母乳喂养。在及时、合理添加食物的基础上继续母乳喂养至2岁。6月龄后适时添加辅食，重视辅食添加的食物多样性，合理膳食。提倡回应式喂养，鼓励但不强迫进食，帮助婴幼儿建立健康的饮食行为习惯。每1~3个月测量一次身长和体重，避免体重增长过快和低出生体重儿/早产儿过度追赶生长。

幼儿期：每3~6个月测量一次身长和体重，适当控制体重增长速度。平衡膳食，食物多样，每天的食物应包括谷薯类、蔬菜水果类、畜禽鱼蛋奶类、大豆坚果类等。2岁以上儿童应平均每天摄入12种以上食物。不喝或少喝含糖饮料，足量饮水。少吃肥肉、油炸食品和高糖食品（甜点心、糖果、冰棍儿、冰激凌等）。父母或看护人应学习膳食营养知识和技能，食物烹饪时少盐少油少糖。营造良好的就餐氛围，鼓励幼儿自主进食，专注进餐。规律进餐，多在家就餐，减少在外就餐。尽量减少静坐时间（看电视、玩手机、看电脑、打游戏等），每次固定在座椅、婴儿车、怀抱中的时间不超过 1 h。每天进行 3 h 以上多种形式的身体活动，多做户外活动。规律作息，保证睡眠充足，每天 11~14 h 左右。

肥胖送医时机

6. 肥胖的照护

（1）婴幼儿食物选择的原则

婴儿期：食物清淡，无盐，少糖、油；不食用蜂蜜水或糖水，尽量不喝果汁。不能继续母乳喂养的 2 岁以内幼儿建议选择配方奶。

幼儿期：注意膳食品种多样化，提倡自然食品、均衡膳食。建议参考中国营养学会妇幼营养分会编制的婴幼儿平衡膳食宝塔。幼儿应进食体积适宜、质地稍软、少盐易消化的家常食物，避免给幼儿吃油炸食品，少吃快餐，少喝甜饮料，包括乳酸饮料。避免给 3 岁以下儿童提供容易引起窒息和伤害的食物，如小圆形糖果和水果、坚果、果冻、爆米花、口香糖，以及带骨刺的鱼和肉等。

（2）婴幼儿肥胖的照护原则（见表 2-1）

表 2-1 婴幼儿肥胖的照护

项目	内容
生长监测照护	控制超重/肥胖婴幼儿的体重增长速度，每月测量一次体重，每 3 个月测量一次身长，监测体格生长情况，适当控制体重增长速度，不能使用饥饿、药物、禁食等影响儿童健康的减重措施
喂养照护	在保证婴幼儿正常生长发育的前提下，根据婴幼儿的饮食行为习惯，制订合理的喂养与饮食方案；合理安排膳食，烹调方法以清蒸为主，少油少糖，少用煎、炸等方法；减少睡前进食或吃夜奶；均衡营养、增加蔬菜类食物摄入，适当限制高盐、高糖、高脂食物；控制零食，避免进食速度过快
运动照护	保持足量的身体活动：应进行形式多样、符合婴幼儿年龄特点的身体活动。减少静态活动，限制视屏时间：限制活动或久坐不超过 1 时/次；2 岁以下不建议视屏；2 岁以上儿童视屏时间小于 1 h
睡眠照护	保持适宜的睡眠时间：0~3 个月 14~17 时/天；4~11 月龄 12~16 时/天；1~2 岁 11~14 时/天
父母照护	加强健康教育，让照护者认识超重肥胖的危害；以身作则，提高个人的营养健康素养；积极创造条件增加自身和婴幼儿的身体活动

任务评价

主题	内容	优秀	良好	一般	较差	很差
学习态度	能准时参加全部课程，按时提交作业，及时查阅教师上传的学习材料	5	4	3	2	1
专业知识	掌握婴幼儿肥胖的识别、预防与照护，了解其影响因素	5	4	3	2	1
研讨精神	积极参与讨论，对其他人的发言能提出合理的分析和见解	5	4	3	2	1
团队协作	能很好地融入课堂小组讨论，共同推进学习进程	5	4	3	2	1
沟通交流	能够清晰准确地表达自己的观点，与他人交流时态度语气恰当	5	4	3	2	1
人文素养	能够关注医学人文知识，有意识地树立职业精神	5	4	3	2	1
信息素养	会检索常见的医学专业文献数据库，主动阅读医学文献	5	4	3	2	1
实践应用	能准确描述婴幼儿肥胖的定义，能根据案例设计婴幼儿肥胖的照护方案并实施	5	4	3	2	1
自我小结						

任务二

营养不良

任务描述

在孕期和2岁以前发生营养不良，婴幼儿不仅会出现生长和认知发育障碍，甚至会智力水平、学习能力下降，以及成年后各种慢性病患病风险增大。通过本次学习，掌握婴幼儿营养不良的定义、预防与照护，促进婴幼儿的健康成长。

(1)小组讨论，完成工作表单1。

(2)结合案例，完成工作表单2。

(3)阅读材料，完成工作表单3。

(4)结合案例，完成工作表单4。

任务准备

(1)用物准备：填有婴幼儿营养不良相关结果的检查记录表及婴幼儿营养不良影响因素记录，营养不良的健康指导资料和生长监测图。

(2)照护者准备：仪表端庄，衣帽整洁，态度和蔼。与婴幼儿照护者沟通，解释婴幼儿营养不良预防与照护的重要性，征得其同意及配合。

(3)环境准备：安静整洁，光线充足，温、湿度适宜。

任务表单

工作表单1

营养不良的分型

请分组进行讨论营养不良包括哪几种类型？

工作表单 2

营养不良的识别

毛毛，男，9月龄，身长70.2 cm，体重7.2 kg，牙齿2颗；诊断为营养不良。

母乳喂养，按需喂养，每天8~10次，喜欢奶睡，夜醒后需要喂奶才能入睡。已经添加米粉、稀饭、菜、蛋黄、肉类。现每天1次辅食，多为稀粥或米粉，约半小碗（80 mL左右），蔬菜为碎末状或泥状，肉类或蛋类偶有添加。宝宝不喜欢吃辅食，尤其不喜欢吃颗粒大的食物。

出生体重3.0 kg，身长50 cm，足月，6月龄体重7.7 kg，身长67.2 cm，7~8月间断腹泻。

请根据材料思考：

（1）为何医生判断毛毛是营养不良，依据为何？

（2）营养不良的主要临床表现有哪些？

工作表单 3

婴幼儿营养不良的预防

婴幼儿期是生长发育的关键时期，《中国居民营养与慢性病状况报告（2020年）》显示：我国6岁以下儿童生长迟缓率为7%以内，低体重率为5%以内，在5岁以下儿童主要营养缺乏性疾病中，蛋白质-能量营养不良（PEM）疾病患病率相对较高。儿童早期，特别是生命早期1000天（从胎儿期至出生后2岁），是决定未来健康状况和能力发展的关键时期。这一时期因为能量或各类营养素摄入不足或缺乏引起的营养不良，近期会影响婴幼儿体格生长和智能、心理的正常发育，导致智力和体格的发育迟缓以及免疫力低下易患疾病等。远期亦可导致学习、工作、生活能力和劳动生产力的下降，而且会增加成年后患高血压、糖尿病、肥胖等慢性疾病甚至死亡的风险等，并且这一时期带来的危害是不可逆转的。因此，孕期和出生满两岁前，是纠正和预防营养不良的重要窗口期。营养不良发生主要与营养、喂养、疾病和社会环境因素相关。长期喂养不当、不良饮食行为习惯、反复感染性疾病（如结核、迁延性腹泻）、消化道疾病畸形、慢性疾病（如心、肝、肾疾病）均为营养不良的高危因素。儿童营养不良与家庭社会经济状况、父母文化程度、居住环境、安全饮用水等密切相关。

在婴幼儿期如何预防营养不良?

工作表单4

营养不良儿童的照护模拟操作

今天医生阿姨来托育园给小朋友做体检，医生给孩子们进行了身长、体重和头围的测量，并给孩子们做了细致的全身检查。1岁6个月小男孩豆豆今天的体检结果是身长75.6 cm，体重8.5 kg。体检的医生说豆豆为营养不良。

工作表单5

托育园王老师向豆豆妈妈了解了孩子情况：豆豆足月出生，出生体重2.6 kg，身长48.0 cm。后来一直母乳喂养，6个月添加辅食，1岁断母乳。6个月时身长65.7 cm，体重7.15 kg，1岁时身长71.2 cm，体重8.05 kg；现在配方奶喂养，每日配方奶3次，每日奶量400 mL，3餐辅食，主食多为稀饭或汤泡饭，饭量较小，不喜欢吃鸡蛋和肉类，喜欢吃零食。上托育园前主要代养人为奶奶，奶奶认为豆豆体质差，单独为他做辅食，食物多为碎末状，多为奶奶喂他，如孩子不愿吃，通常通过玩具、手机哄着喂或追着孩子喂。豆豆出门不愿走路，喜欢大人抱着或坐推车。豆豆6个月后经常上呼吸道感染或腹泻，否认过敏史或重大疾病史。

根据材料：

1. 请在生长曲线图上记录豆豆出生时、6个月、1岁和1.5岁的身长和体重。

2. 请结合豆豆的情况制订一份托育园和家庭中的照护方案。

项目	内容	
	托育园	家庭
生长监测照护		
喂养照护		
运动照护		
睡眠照护		
疾病照护		

任务分析

任务以小组讨论、小组操作与案例分析等方式进行，教师应结合教学目标与内容，重点讲解营养不良的判断、预防、照护三个重点，然后在真实或模拟的环境中进行预防或照护操作，并记录实施过程和结果，结合已有经验、知识给出避免误区或建立正确照护操作或紧急转诊的注意事项，以此提高学生理论知识与实践相结合的能力。

学习支持

婴幼儿发育评价

1.“婴幼儿体格生长发育”评价指标与评价方法

(1)评价指标

体重/年龄、身长(身高)/年龄和体重/身长(身高)。

(2)评价方法

①离差法(标准差法)

以中位数(M)为基值加减标准差(SD)来评价体格生长，可采用五等级划分法和三等级划分法。婴幼儿的身长/年龄、体重/年龄或体重/身长(身高)只要位于$M\pm2SD$之间，说明体格发育水平正常，身长/年龄、体重/年龄或体重/身长(身高)低于$M-2SD$就属于营养不良。(见表2-2)

表2-2　体格发育评价等级划分法

<table>
<tr><th>等级</th><th><M−2SD</th><th>M−2SD ~ M−SD</th><th>M±SD</th><th>M+SD ~ M+2SD</th><th>>M+2SD</th></tr>
<tr><td>五等级</td><td>下</td><td>中下</td><td>中</td><td>中上</td><td>上</td></tr>
<tr><td>三等级</td><td>下</td><td colspan="3">中</td><td>上</td></tr>
</table>

②百分位数法

婴幼儿的身长/年龄、体重/年龄或体重/身长(身高)只要位于P3~P97之间，说明体格发育正常，身长/年龄、体重/年龄或体重/身长(身高)低于第3个百分位的就属于营养不良。

③曲线图法

以婴幼儿的年龄或身长(身高)为横坐标，以生长指标为纵坐标，绘制成曲线图，从而能直观、快速地了解儿童的生长情况，通过追踪观察可以清楚地看到生长趋势和变化情况，及时发现生长偏离的现象。当测量好身高、体重后，在生长曲线图上描绘婴幼儿身长(高)、体重。

2. 婴幼儿营养不良的定义与分类

蛋白质-能量营养不良，又称营养不良，是由于多种原因引起的蛋白质和(或)热量长期摄入不足，不能维持正常的新陈代谢而导致自身组织消耗的营养缺乏症。营养不良通常采用年龄别体重、年龄别身长(身高)和身长(身高)别体重三项评价指标,应用标准差法进行分类和分度见表2-2所示。低体重指体重低于同年龄、同性别参照人群值的均值减2*SD*。生长迟缓指身长低于同年龄、同性别参照人群值的均值减2*SD*。消瘦指体重低于同性别、同身高参照人群值的均值减2*SD*。符合其中的一类即可诊断营养不良,两类或三类营养不良可以同时存在。

表2-3 营养不良分型和分度

分类	评价指标	分度	
		中度	重度
低体重	年龄别体重	$M-3SD \sim M-2SD$	$<M-3SD$
生长迟缓	年龄别身长(身高)	$M-3SD \sim M-2SD$	$<M-3SD$
消瘦	身长(身高)别体重	$M-3SD \sim M-2SD$	$<M-3SD$

3.婴幼儿营养不良的影响因素

(1)摄入不足

喂养不当是重要原因,如母乳不足未及时补充配方奶、人工喂养配方奶配制过稀、辅食添加不合理等。年长儿的不良饮食习惯如偏食、挑食、吃零食过多等引起的摄入不足。

(2)疾病因素

各种疾病如消化道畸形、慢性感染性疾病、内分泌及遗传代谢性疾病等导致婴幼儿长期摄食不足或消化吸收障碍及代谢消耗过多,可发生营养不良。

4.婴幼儿营养不良的临床表现与危害

体重不增是蛋白质-能量营养不良的最早表现。随着病情的进展,体重逐渐下降,皮下脂肪减少以至消失。病情进一步加重时,身长(身高)逐渐低于正常,精神萎靡,反应迟钝,肌肉松弛,体温偏低,脉细无力,无食欲,腹泻、便秘交替等。合并血浆白蛋白降低时,可有凹陷性水肿,严重者可发生胸水、腹水。重度营养不良可有重要脏器损害,如心功能下降等。

营养不良常见的并发症有营养性贫血,小细胞低色素贫血最常见,还会伴有多种维生素的缺乏,从而出现相应的各种症状。由于患儿免疫功能低下,易患各种感染,如反复呼吸道感染、腹泻等,加重营养不良,形成恶性循环。营不良也可并发自发性低血糖,但无抽搐,若不及时诊治,可危及生命。严重营养不良可影响儿童认知、运动、语言、社会交往、思维等智力发展。

5.婴幼儿营养不良的预防

（1）做好孕期保健。加强孕期营养管理，适宜身体活动，减少早产、低出生体重。

（2）合理喂养。坚持6个月以内纯母乳喂养。6月龄后适时添加辅食，培养良好的饮食习惯。

（3）做好疾病防治工作。按时预防接种；对于反复患消化道、呼吸道感染及影响生长发育的慢性疾病婴幼儿应及时治疗。

（4）其他。合理安排生活作息制度，保证充足的睡眠，适当进行户外活动。

（5）定期进行生长发育监测。定期测量体重、身长（身高），应用生长发育监测图，发现生长曲线变平或下滑应查找原因，及时予以纠正。

表2-4　婴幼儿营养不良的照护

项目	照护内容
生长监测照护	定期监测婴幼儿身长和体重，1岁内每月测量一次，1~3岁每3个月测量一次。应用生长发育监测图，发现生长曲线变平或下滑应查找原因，及时予以纠正
喂养照护	制订合理的喂养与饮食方案，合理安排膳食，坚持6个月以内纯母乳喂养。6月龄后适时添加辅食，根据营养不良的程度、消化功能和对食物的耐受力来逐步调整营养。培养婴幼儿良好的饮食行为习惯
运动照护	增加每日身体活动量和活动强度，使其产生饥饿感
睡眠照护	规律作息时间，保持适宜的睡眠时间
父母照护	加强健康教育，让照护者认识营养不良的危害；及时到医院就诊，查明病因，治疗原发病及相关并发症。纠正不良饮食行为习惯。加强护理，按时预防接种，降低患其他疾病的风险

营养不良的送医时机

任务评价

主题	内容	优秀	良好	一般	较差	很差
学习态度	能准时参加全部课程，按时提交作业，及时查阅教师上传的学习材料	5	4	3	2	1
专业知识	掌握婴幼儿营养不良的识别、预防与照护，了解其影响因素	5	4	3	2	1
研讨精神	积极参与讨论，对其他人的发言能提出合理的分析和见解	5	4	3	2	1

续表

主题	内容	优秀	良好	一般	较差	很差
团队协作	能很好地融入课堂小组讨论，共同推进学习进程	5	4	3	2	1
沟通交流	能够清晰准确地表达自己的观点，与他人交流时态度语气恰当	5	4	3	2	1
人文素养	能够关注医学人文知识，有意识地树立职业精神	5	4	3	2	1
信息素养	会检索常见的医学专业文献数据库，主动阅读医学文献	5	4	3	2	1
实践应用	能准确描述婴幼儿营养不良的定义，能根据案例设计婴幼儿营养不良的照护方案并实施	5	4	3	2	1
自我小结						

任务三
隐性饥饿

任务描述

隐性饥饿主要指与儿童生长发育相关的重要营养素（如维生素A、维生素D、铁、锌等）摄入不足或缺乏，产生的隐蔽性微量营养素缺乏症状，长期隐性饥饿会导致婴幼儿蛋白质-能量营养不良、免疫力下降、智力下降等健康问题。通过本次学习，掌握婴幼儿隐性饥饿的定义、预防与照护，促进婴幼儿的健康成长。

（1）小组讨论，完成工作表单1。

（2）结合案例，完成工作表单2。

（3）模拟操作，完成工作表单4。

任务准备

（1）用物准备：食物模具、小碗，填有婴幼儿隐性饥饿相关结果的检查记录表及婴幼儿隐性饥饿影响因素记录，其他营养不良的健康指导资料。

（2）照护者准备：仪表端庄，衣帽整洁，态度和蔼。与婴幼儿照护者沟通，解释婴幼儿隐性饥饿预防与照护的重要性，征得其同意及配合。

（3）环境准备：安静整洁，光线充足，温、湿度适宜。

任务表单

工作表单1

隐性饥饿的定义及内容

小组讨论常见的婴幼儿隐性饥饿包括哪些内容？

工作表单2

缺铁性贫血

茜茜，女，1岁；母乳喂养，每天4~5次。2餐辅食，已经添加稀饭、面条、菜、蛋黄和肉类。现每天1次辅食，多为稀粥或面条，每次约0.6小碗(120 mL左右)，近3个月间断腹泻，肉类或蛋类偶有添加。体检进行血常规检查：红细胞4.32×10^9/L，血红蛋白107 g/L。

工作表单3

1. 茜茜小朋友血常规检查是否正常？依据为何？

2. 茜茜小朋友的喂养是否合理？如不合理，有什么问题呢？需要如何改变？

工作表单4

工作表单5

照护模拟

豆豆，男，2岁，因体检中发现“中度X型腿”到医院检查，血清25-(OH)D 17.2 nmol/L(正常值30~150 nmol/L)。托育园王老师向豆豆妈妈了解了孩子情况：豆豆32W+4出生，出生体重1.95 kg。现在每日牛奶300 mL，3餐主食，饮食均衡。1岁前每日补充维生素AD 1粒。1岁后间断补充维生素D 400 IU，否认重大疾病史。

根据材料，请结合豆豆小朋友的情况制订一份托育园和家庭中的照护方案。

项目	内容	
	托育园	家庭
生长监测照护		
营养喂养照护		
运动照护		
睡眠照护		
疾病照护		

任务分析

任务以小组讨论、小组操作与案例分析等方式进行，教师应结合教学目标与内容，重点讲解隐性饥饿的判断、预防、照护三个重点，然后在真实或模拟的环境中进行预防或照护操作，并记录实施过程和结果，结合已有经验、知识给出避免误区或建立正确照护操作或紧急转诊的注意事项，以此提高学生理论知识与实践相结合的能力。

学习支持

缺铁性贫血的诊断标准及分度

1.缺铁性贫血

在儿童贫血中,以缺铁性贫血为主。缺铁性贫血是由于体内铁缺乏致使血红蛋白合成减少而引起的贫血。缺铁性贫血可发生在各年龄段,以婴幼儿及孕期妇女发病为高。

(1)高危因素

①先天储备不足:早产儿、低出生体重儿、双胎或多胎、孕母严重缺铁等导致胎儿先天储铁减少。

②摄入量不足:6月龄不及时添加含铁丰富的辅食。幼儿偏食、挑食等不良饮食习惯也可导致贫血的发生。

③需要量增加:婴儿和青春期儿童生长发育迅速,对铁的需求量大,如未及时添加富铁食物,易发生缺铁现象。

④肠道铁吸收障碍:不合理的饮食搭配和胃肠道疾病均可影响铁的吸收。

⑤铁丢失过多:长期慢性失血如消化道出血等,可导致贫血。

(2)临床表现

一般表现为皮肤黏膜苍白,以皮肤、口腔黏膜、睑结膜及甲床等较明显。乏力、不爱活动、食欲不振、口腔炎,可出现异食癖。在贫血尚不明显而机体缺铁时可有烦躁不安、多动、注意力不集中、反应迟钝等神经系统症状。患儿免疫功能降低,易伴发各种感染。婴儿贫血可出现肝、脾和淋巴结轻度肿大。严重贫血可导致心力衰竭。

(3)照护内容

表2-5 婴幼儿缺铁性贫血照护

项目	照护操作要点
衣	穿适量的衣物,保证背心温暖不出汗,手心脚心温暖。穿脱衣物时动作敏捷、轻柔,避免受凉;出汗后及时更换汗湿的衣物
食	保证每日奶量摄入与辅食添加,均衡膳食。给予富含铁的食物如红色肉类、蛋类、动物肝脏和血等
住	保持环境通风,每天保证孩子户外活动1~2 h。保证婴幼儿的睡眠时长。加强护理,注意婴幼儿手卫生,避免患感染性疾病
行	积极寻找孩子患病的高危因素,采取相应措施
就医及用药	按照医院的治疗方案进行口服药物的治疗,铁剂在餐间服用,分2~3次,可同时口服维生素C以促进铁吸收。在铁正常后继续补充铁剂2个月,并按照医生要求及时门诊复诊

(4)预防

①孕期:加强营养,摄入富铁食物。

②婴幼儿期:早产儿和低出生体重儿,纯母乳喂养者应2~4周补充铁,1~2 mg/(kg·天)元素铁,直到1周岁。不能母乳喂养的婴儿应选择铁强化配方奶,一般不需要额外补铁。

喂养指导:提倡母乳喂养,及时、合理添加富铁食物。婴儿米粉和动物性食物如肉类、肝脏、动物血等含铁丰富。植物性食物中新鲜蔬菜和水果铁的吸收率明显低于动物性食物,但富含促进铁吸收的维生素C,因此,饮食应均衡膳食,合理搭配,纠正厌食、偏食等不良的饮食习惯。

2.维生素D缺乏性佝偻病

维生素D缺乏性佝偻病(简称“佝偻病”)是缺乏维生素D引起体内钙磷代谢异常,导致生长期的骨组织矿化不全,产生以骨骼病变为特征的全身慢性营养性疾病。

(1)高危因素

①日光照射不足:维生素D主要通过阳光照射皮肤合成。户外活动时衣服遮盖、空气污染、高层建筑遮挡、冬季日照时间短紫外线弱、紫外线防护、皮肤暴露面积、皮肤颜色等均影响皮肤合成维生素D。

②膳食维生素D摄入不足:天然食物除有些海鱼的肝脏外,其他食物如乳类、蛋黄、肉类、蔬菜等含量很少或几乎不含维生素D。纯母乳喂养如果没有额外补充维生素D,易出现维生素D缺乏。

③生长过快:生长发育速度过快的婴儿(尤其早产及双胎)和青少年对维生素D需求量增大。

④先天储存不足:孕期母亲维生素D缺乏的婴儿、早产儿/低体重或双胎/多胎婴儿出生后早期维生素D不足。

⑤胃肠功能异常或肝肾疾病:患有胃肠道疾病或肾功能不良会影响维生素D的吸收。

(2)临床表现

临床表现包括一般非特异性症状、骨骼特征性表现和其他系统改变。

①早期:多见于6月龄内,特别是3月龄内的婴儿。可有多汗、易激惹、夜惊等非特异性神经精神症状,此期常无骨骼病变。血25-(OH)D(25羟维生素D)降低。

②活动期:6月龄内婴儿可有颅骨软化;6月龄以上可见方颅、手(足)镯、肋串珠、肋软骨沟、鸡胸、严重O型腿或X型腿等。血钙正常低值或降低,血磷明

显下降，血25-(OH)D显著降低。骨X线片长骨干骺端临时钙化带消失，碱性磷酸酶(AKP)增高，骨骺端增宽，呈毛刷状或杯口状，骨骺软骨盘加宽>2 mm。

③恢复期：症状消失，血25-(OH)D恢复正常。

④后遗症期：严重佝偻病治愈后遗留不同程度的骨骼畸形，多见于3岁以后的儿童。

(3)照护内容

表2-6　婴幼儿维生素D缺乏性佝偻病照护

项目	照护操作要点
衣	穿适量的衣物，保证背心温暖不出汗，手心脚心温暖。穿脱衣物时动作敏捷、轻柔，避免受凉；出汗后及时更换汗湿的衣物
食	保证每日奶量摄入，均衡膳食，适当增加含钙丰富的食物如奶类、豆类、鱼虾类等的摄入
住	注意保持环境通风，每天保证孩子户外活动1~2 h，适当增加日照时间，但注意防晒，保证婴幼儿的睡眠时长
行	积极寻找孩子患病的高危因素，采取相应措施
就医及用药	按照医院的治疗方案给予口服维生素D制剂和钙剂的治疗，并按照医生要求及时门诊复诊。对于严重骨骼畸形患儿，应督促家长及时带孩子到医院治疗

(4)预防

佝偻病的预防应从围生期开始，并持续到青春期。

①孕期：经常户外活动，饮食应含有丰富的维生素D、钙、磷和蛋白质等营养物质。

②婴幼儿期：指导家长带婴儿尽早户外活动，逐渐达到每日1~2 h，尽量暴露身体部位，如面部(避免阳光直接晒到眼睛)、手臂、腿等。由于过量日光照射对健康不利，特别提醒小于6个月的婴儿应避免日光直射。同时，对于大于6个月的婴幼儿日照量亦要适宜，夏季尽量选择早晨或午后晒太阳，并注意避开10:00—15:00之间这一紫外线超强的时段，以免造成皮肤晒伤。

补充安全剂量的维生素D仍是有效预防儿童维生素D缺乏的主要方式。

3.维生素A缺乏症

维生素A缺乏症是常见的儿童营养缺乏症，缺乏维生素A临床上以皮肤和眼部症状为主。但维生素A缺乏会影响儿童的免疫功能，加重严重感染性疾病发生率和死亡风险，对儿童健康同样构成很大威胁。

(1)高危因素

①摄入不足：长期喂食淀粉类食物而未添加富含维生素A的动物性食物及

含胡萝卜素的蔬菜和水果，容易出现维生素A缺乏。当哺乳母亲自身维生素A缺乏时，导致母乳喂养婴儿维生素A缺乏。

②吸收利用障碍：慢性消化道疾病如慢性肠炎、脂肪泻和肝胆系统疾病等均可影响维生素A吸收和储存。膳食中脂肪含量过低也可影响吸收。

③利用与排出增加：患有急慢性消耗性疾病如发热、腹泻、肿瘤、严重营养不良等均可使机体对维生素A利用或排出增多。

④代谢障碍：患甲状腺功能低下和糖尿病时，β-胡萝卜素转变成维生素A障碍致维生素A缺乏而血β-胡萝卜素增高导致皮肤“黄染”。

（2）临床表现

①眼部：眼部症状出现最早，夜盲或暗光中视物不清最早出现。持续数周后，出现眼干燥症的表现，眼结膜、角膜干燥，泪少，眨眼与畏光。随眼球的转动可出现球结膜皱褶，在近角膜处可有泡沫状白斑，称为毕脱斑。继而角膜发生干燥、浑浊、软化，严重时可发生角膜溃疡、坏死，甚至穿孔，导致失明。

②皮肤：皮肤干燥、脱屑，有痒感，继而角化增生，角化物充填毛囊形成毛囊性丘疹，形似“鸡皮”样，以四肢两侧、肩部多见。毛囊角化引起毛发干燥，失去光泽，易脱落，指（趾）甲变脆易折、多纹等。

③其他：严重长期缺乏时出现生长迟缓；牙釉质发育不良，易发生龋齿；可使免疫功能低下，易反复发生呼吸道、消化道及泌尿道感染，且迁延不愈。

（3）照护内容

表2-7　婴幼儿维生素A缺乏症照护

项目	照护操作要点
衣	穿适量的衣物，保证背心温暖不出汗，手心脚心温暖。穿脱衣物时动作敏捷、轻柔，避免受凉；出汗后及时更换汗湿的衣物
食	保证每日奶量摄入，均衡膳食。适当增加富含维生素A和β-胡萝卜素的食物如动物肝脏，胡萝卜，橙色、黄色或深色蔬菜、水果的摄入
住	注意保持环境通风，保证婴幼儿的睡眠时长。每天保证孩子户外活动1~2 h
行	积极寻找孩子患病的高危因素，采取相应措施
就医及用药	按照医院的治疗方案进行口服维生素A的治疗，并按照医生要求及时门诊复诊

（4）预防

①健康宣传：普及相关知识，提高家长或抚养人的养育水平。

②孕期及哺乳期：保证孕妇及乳母均衡营养，每日适量食用富含维生素A与β-胡萝卜素的食物。

③婴幼儿：母乳喂养，6月龄每日适量食用富含维生素A与β-胡萝卜素的食物，如乳类、蛋类、动物内脏及深绿色与橙黄色蔬菜和水果等。

④预防性补充：婴儿出生后应及时补充维生素A 1500～2000 U/天，持续补充到3岁。

4.锌缺乏症

锌缺乏症是人体长期缺锌所引起的营养性疾病。锌为人体必需的微量元素之一，广泛地参与人体各种代谢活动，对儿童生长发育、免疫功能、生殖功能等有重要作用。

（1）高危因素

①摄入不足：饮食行为习惯不良或素食的儿童，都可能造成锌缺乏。

②锌吸收不良或消耗增加：各种原因所致腹泻，尤其是慢性腹泻使锌吸收不良，急性感染性疾病、烧伤、外科手术后等锌消耗增加。

③遗传因素：肠病性肢端性皮炎患儿小肠吸收锌的功能缺失，可导致严重缺锌。

（2）临床表现

①消化功能减退：食欲不振、厌食、异食癖等。

②神经系统受损：长期锌缺乏可影响儿童行为与智能发育，出现认知行为改变，如注意力不集中、学习困难、精神萎靡、发育迟缓等。

③免疫功能降低：易患各种感染，如反复上呼吸道感染、腹泻等。

④其他：毛发干枯易脱落、复发性口腔溃疡、伤口愈合缓慢、暗适应能力下降等。

（3）照护内容

表2-8　婴幼儿锌缺乏症照护

项目	照护操作要点
衣	穿适量的衣物，保证背心温暖不出汗，手心脚心温暖。穿脱衣物时动作敏捷、轻柔，避免受凉；出汗后及时更换汗湿的衣物
食	保证每日奶量摄入，均衡膳食，避免挑食、偏食。适当增加富含锌的食物，如肉类、鱼类、海产品、动物肝脏等的摄入
住	注意环境通风，保证婴幼儿的睡眠时长。每天保证孩子户外活动1~2 h
行	积极寻找孩子患病的高危因素，采取相应措施
就医及用药	按照医院的治疗方案进行口服锌剂的治疗，并按照医生要求及时门诊复诊

(4)预防

提倡母乳喂养,及时、合理添加辅食,每日应有适量的含锌丰富的动物性食物摄入,如红色肉类(如瘦猪肉、牛肉等)、动物内脏等,保持膳食平衡,合理搭配,培养儿童不挑食的良好饮食习惯。

任务评价

主题	内容	优秀	良好	一般	较差	很差
学习态度	能准时参加全部课程,按时提交作业,及时查阅教师上传的学习材料	5	4	3	2	1
专业知识	掌握婴幼儿隐性饥饿的识别、预防与照护,了解其影响因素	5	4	3	2	1
研讨精神	积极参与讨论,对其他人的发言能提出合理的分析和见解	5	4	3	2	1
团队协作	能很好地融入课堂小组讨论,共同推进学习进程	5	4	3	2	1
沟通交流	能够清晰准确地表达自己的观点,与他人交流时态度语气恰当	5	4	3	2	1
人文素养	能够关注医学人文知识,有意识地树立职业精神	5	4	3	2	1
信息素养	会检索常见的医学专业文献数据库,主动阅读医学文献	5	4	3	2	1
实践应用	能准确描述婴幼儿隐性饥饿的定义,能根据案例设计婴幼儿隐性饥饿的照护方案并实施	5	4	3	2	1
自我小结						

任务四
喂养困难

任务描述

喂养困难程度较重、持续存在的儿童可出现生长发育迟缓、营养不良、语言发育迟缓、构音障碍等问题。通过本次学习，掌握婴幼儿喂养困难的预防与照护，培养良好饮食行为习惯，促进婴幼儿的健康成长。

(1)小组讨论，完成工作表单1。

(2)结合案例，完成工作表单2。

(3)阅读材料，完成工作表单3。

(4)模拟操作，完成工作表单4。

任务准备

(1)用物准备：食物模具、小碗，填有婴幼儿喂养困难相关结果的检查记录表及婴幼儿喂养困难影响因素记录，其他喂养困难的健康指导资料。

(2)照护者准备：仪表端庄，衣帽整洁，态度和蔼。与婴幼儿照护者沟通，解释婴幼儿喂养困难预防与照护的重要性，征得其同意及配合。

(3)环境准备：安静整洁，光线充足，温、湿度适宜。

任务表单

工作表单1

请分组进行讨论喂养困难主要包括哪些内容？

工作表单2

喂养困难

萱萱，女，2岁，因喂养困难到医院就诊。

妈妈说萱萱从添加辅食开始就喂养困难，6个月母乳不足，不愿喝配方奶，每天辅食根本不吃。1岁后断母乳，萱萱还是配方奶喝得很少，辅食每顿只吃几口，零食也很少吃。4个月前，因为萱萱喂养困难，于是去了当地人民医院，医生帮萱萱做了一系列检查，血液相关检查结果正常，还进行了身高、体重和头围测量，体格发育指标中上。妈妈说现在萱萱每天2次配方奶(350 mL/天)，早餐180 mL配方奶，其他东西如鸡蛋、馒头有时吃点；两餐主食(午餐和晚餐)，每餐大约小半碗(约100 mL)，肉、蔬菜都很少，零食水果就吃几口；睡觉前180 mL配方奶。妈妈说萱萱没啥胃口，吃了开胃健脾的药也没有太大作用。每次和邻居家小朋友一起吃饭，别人都吃一大碗，她吃得太少了。

萱萱是足月出生，出生情况正常(出生体重3.2 kg，身长50 cm)。萱萱生后体质还可以，很少生病，偶有感冒，每天活动量也很大，独立上下楼梯，能说5~7个字的句子。

1. 萱萱小朋友有无喂养困难，依据为何？

2. 喂养困难的主要临床表现是什么？

工作表单3

婴幼儿喂养困难的预防

喂养是照顾者和婴幼儿间最重要的互动之一，合理喂养对婴幼儿生长发育影响深远。婴幼儿喂养问题短期可致营养缺乏、体重减轻，甚至生长迟缓，长期会影响智力及心理行为发展，且深远影响成年后社交与认知能力。国内的流行病学调查显示，6~36月龄的婴幼儿中，喂养困难发生率为21.4%，早产儿中可达88.4%。婴幼儿喂养困难的发生主要有食物因素、儿童本身特点以及儿童与抚养者互动情况3方面的因素。

请问：在婴幼儿期如何预防喂养困难？

工作表单4

婴幼儿饮食行为问题的照护操作

洋洋，15月龄，爸爸妈妈都觉得孩子胃口差，每天奶300 mL，每次吃饭只吃几口，就不想吃了，近3个月体重只长了0.2 kg。

结合案例，思考如何对胃口差的婴幼儿进行照护？

项目	内容	
	托育园	家庭
生长监测照护		
营养照护		
运动照护		
喂养照护		
疾病照护		

丁丁，2岁，近半年不喜欢吃鸡蛋和肉类，鸡蛋无论是煮鸡蛋、炒鸡蛋都不吃，猪肉、鸡肉或牛肉混在米饭或菜里，都会吐出来，吃饺子只吃皮，不吃馅儿，偶尔吃点鱼，近6个月体重只长了0.3 kg，身高增长3 cm。

结合案例，思考如何对偏食、挑食的婴幼儿进行照护？

项目	内容	
	托育园	家庭
生长监测照护		
营养照护		
运动照护		
喂养照护		
疾病照护		

豆豆，2岁5个月，吃饭时必须看手机或玩玩具，否则不愿意吃饭。吃饭时满屋追着喂，不会自己吃饭，每次吃饭大概要1小时。

结合案例，思考如何对不良饮食行为习惯的婴幼儿进行照护？

工作表单5

项目	内容	
	托育园	家庭
生长监测照护		
营养照护		
运动照护		
喂养照护		
疾病照护		

任务分析

任务以小组讨论、小组操作与案例分析等方式进行，教师应结合教学目标与内容，重点讲解喂养困难的判断、预防、照护三个重点，然后在真实或模拟的环境中进行预防或照护操作，并记录实施过程和结果，结合已有经验、知识给出避免误区或建立正确照护操作或紧急转诊的注意事项，以此提高学生理论知识与实践相结合的能力。

学习支持

1.定义

在儿童生长发育的过程中，生理的因素和病理的疾病均可影响儿童的正常进食。儿童喂养困难为描述临床提示喂养问题的总称，缺乏统一定义。绝大多数儿童喂养困难程度较轻，部分情况是家长认为儿童有“问题”，仅少部分儿童可能存在器质性疾病。

2.婴幼儿喂养困难的影响因素

(1)婴幼儿因素

①进食技能发育不良：因家长担心婴幼儿太小不会咀嚼，或担心食物太大婴幼儿会“卡住”，则给婴幼儿提供的食物质地偏稀，体积较小，不利于婴幼儿进食技能的学习，从而出现不同程度进食困难。

②口腔感觉运动异常：主要表现在口腔敏感性过高或过低，口腔肌肉的运动不协调。

③婴幼儿气质特点：难养型气质的婴幼儿容易出现喂养困难。

④精神心理因素：曾在进餐时有不愉快或痛苦经历的婴幼儿可发生喂养问题或喂养困难。

⑤器质性疾病：婴幼儿患有消化道疾病、内分泌疾病、代谢性疾病等可造成喂养困难。

(2)喂养者因素

进餐时儿童-家长的互动与态度影响儿童进食。家长强迫婴幼儿进食，安排进餐时间或频次不符合儿童的生理特点，会影响婴幼儿进食行为。另外，当家长将患病儿童视为“脆弱儿童”，忽略与其年龄相应的进餐规则，婴幼儿康复后也容易出现喂养问题。家庭主要养育人存在焦虑情绪，婴幼儿也易发生喂养困难。

(3)环境因素

紧张的进食氛围，喂养地点不固定，给婴幼儿提供的食物品种、质地等不符合儿童的发育年龄，食物制作不当等均可致婴幼儿的喂养问题。

3.婴幼儿喂养困难的表现

喂养困难的临床表现程度不一，可从基本正常（家长错误理解）至严重症状（器质性障碍），但大多数为轻～中度问题。

（1）喂养和进食问题

①挑剔进食：好发于2~6岁，主要表现为吃得少、吃得慢，对食物不感兴趣，拒绝吃某些食物时间超过1个月，强烈偏爱某些质地或某些类型食物，造成膳食种类单一。严重时可导致消化紊乱，如便秘、食欲缺乏等。

②异食癖：患儿自觉或不自觉地嗜食一些不作为食物和营养品的物质，常见的有泥土、墙灰、纸屑、沙子、油漆、毛发、衣布、指甲等。症状常常顽固且持久。病程较长的婴幼儿则会产生不同并发症，吞食墙灰、油漆会导致铅中毒，吞食毛发、石头会导致肠梗阻。

（2）喂养困难

①食欲缺乏：对食物没有兴趣且很少有饥饿的表现，经常只吃几口饭，就拒绝再吃；对游戏或和人交流很感兴趣。

②“挑食”：不是医学术语，重度“挑食”者多为喂养障碍儿童，表现为完全回避某一种类、质地或稠度的食物；甚至部分儿童可对声音、光亮、皮肤接触等产生过度反应。

③恐惧进食：因多次进食后出现疼痛等痛苦经历，婴幼儿看见食物、奶瓶，甚至餐椅即哭闹不安，如持续时间较长可致体重下降或呛咳窒息。喂养时的疼痛也可能由器质性疾病如嗜酸性粒细胞食管炎、胃炎、食物过敏等引起。

④喂养互动不良：家长的喂养方式及态度除应答型外，控制型、溺爱型和忽视型均为喂养不良互动模式。

控制型：家长常常采用强迫、惩罚及不恰当的奖励方式促进婴幼儿进食。控制型互动方式初期有效，但随时间的延长，可致婴幼儿的能量与微量元素摄入不均衡，出现营养不良或营养过多的风险增加。

溺爱型：家长只想满足婴幼儿的进餐需要，不分时间、地点、环境为婴幼儿准备特殊或多种食物，忽视婴幼儿就餐过程中发出的信号。

忽视型：喂养者在喂养过程中，与婴幼儿言语、肢体交流较少，忽视婴幼儿的进餐信号及生理、情感需求；部分忽视型家长自身可能存在情绪障碍。

⑤器质性疾病

常见发育迟缓婴幼儿（如染色体异常、线粒体病、神经系统损害、孤独症谱系障碍等）；嗜酸性粒细胞食管炎、胃炎、小肠动力障碍等疾病也会造成喂养困难。

(3)家长错误认识或过度关心

6~24月龄婴幼儿进食技能发育过程中可出现不愿意尝试新食物现象,即“厌新”,这是一自我保护行为;多次暴露(8~15次),婴幼儿逐渐接受新食物,但有部分家长误认为这种情况是“挑食”。另外,部分家长对婴幼儿进食过度焦虑,但婴幼儿体格生长正常。正常婴幼儿食入量基本与生长速度一致。

4.喂养困难的评估

(1)体格监测:评估婴幼儿体格发育指标如身长/年龄、体重/年龄或体重/身长(身高)、生长速度等。

(2)实验室检查:根据婴幼儿的情况选择相应实验室检查如血常规、血生化、营养素、食物过敏等。

(3)临床表现:评估婴幼儿是否存在挑食、偏食、食欲小、恐惧进食,是否有器质性疾病如食物过敏、口腔功能异常等。

(4)膳食评价:通过膳食调查,评估食物摄入情况。

(5)环境评估:对喂养及进食的环境进行评估。

表2-9 婴幼儿进食环境状况的评估

环境状况	不良的影响因素
环境	过多刺激,分散注意力(如电视、玩具);无家庭进餐气氛等
位置	餐椅与餐桌不当
餐具	餐具与儿童发育水平不符
食物	食物制作不当(色、香、味、品种、质地)

(6)家庭评估:评估婴幼儿家庭环境,家长是否存在挑食、偏食,进食环境是否轻松愉快,家庭成员关系是否和谐。家长的喂养方式及态度的类型,是否存在喂养互动不良,也可以通过量表如家庭养育环境测查表进行评估。

5.婴幼儿常见饮食行为问题的照护

表2-10 胃口差的婴幼儿的照护

项目	内容	
	托育园	家庭
生长监测照护	每月测量一次体重,每3个月测量一次身长,监测体格生长情况,对生长发育偏离的婴幼儿应及时转诊到医院	定期到医院进行生长发育的监测与随访,了解婴幼儿的体格发育情况及存在的问题

续表

项目	内容	
	托育园	家庭
营养照护	根据婴幼儿的生理年龄与个人的特点，制订均衡营养的膳食计划，落实在日常的照护中，保证充足营养支持	●为孩子准备花样多变和色彩鲜艳的食物。注意食物色、香、味、形搭配，促进宝宝的食欲。 ●为婴幼儿准备适宜的食物，主要营养均衡，保证食物多样性
运动照护	设计符合婴幼儿运动发育水平的游戏运动、活动，带动婴幼儿积极参与	增加活动量，若宝宝原来有一定的活动量，可以适当增加活动强度，使其产生饥饿感
喂养照护	●根据婴幼儿的年龄，培养和建立正常的进食技能，不强迫进食 ●鼓励孩子以同龄幼儿为榜样	●固定进餐地点，不允许走来走去，定时喂养，减少进餐过程中的干扰，不强迫进食，两餐之间不吃零食，只提供水 ●鼓励孩子自主进食 ●只要婴幼儿的进食量比原来多，就要及时表扬鼓励，使婴幼儿良好的进食行为得到强化
疾病照护	如婴幼儿存在器质性疾病或影响生长发育，及时督促家长带孩子去医院治疗	如孩子因食欲差，影响了生长发育或同时伴有其他疾病时，及时去医院就诊

表2-11　偏食挑食婴幼儿的照护

项目	内容	
	托育园	家庭
生长监测照护	每月测量一次体重，每3个月测量一次身长，监测体格生长情况，对生长发育偏离的婴幼儿应及时转诊到医院	定期到医院进行生长发育的监测，了解婴幼儿的体格发育情况及存在的问题
营养照护	根据婴幼儿的生理年龄与个人的特点，制订均衡营养的膳食计划，落实在日常的照护中，保证充足营养支持	●注意食物色、香、味、形搭配，促进宝宝的食欲。为孩子准备花样多变和色彩鲜艳的食物 ●为婴幼儿准备适宜的食物，均衡营养膳食 ●两餐之间不吃零食，只提供水
运动照护	设计符合婴幼儿运动发育水平的游戏运动、活动，带动婴幼儿积极参与	●保证每日户外活动1~2 h，每日应进行形式多样、符合婴幼儿年龄特点的身体活动 ●减少静态活动，限制活动或久坐不超过1时/次

续表

项目	内容	
	托育园	家庭
喂养照护	●根据婴幼儿的年龄，培养和建立正常的进食技能 ●不完全剥夺偏爱的食物，但适量减少 ●从宝宝能接受的食物开始逐渐由少至多加入不喜欢的食物，但是不要强迫 ●婴幼儿开始进食之前不喜欢的食物，立即给予表扬和鼓励，强化其良好的进食行为 ●鼓励孩子以同龄幼儿为榜样	●不完全剥夺偏爱的食物，但适量减少 ●从宝宝能接受的食物开始逐渐由少至多加入不喜欢的食物，但是不要强迫 ●进餐时家长应树立良好的榜样，不挑食偏食 ●儿童开始进食之前不喜欢的食物，立即给予表扬和鼓励，强化其良好的进食行为
疾病照护	如婴幼儿存在器质性疾病或影响生长发育，及时督促家长带孩子去医院治疗	如孩子因偏食、挑食影响了生长发育或同时伴有其他疾病时，及时去医院就诊

表2-12　不良饮食行为习惯的婴幼儿照护

项目	内容	
	托育园	家庭
生长监测照护	每月测量一次体重，每3个月测量一次身长，监测体格生长情况，对生长发育偏离的婴幼儿应及时转诊到医院	定期到医院进行生长发育的监测，了解婴幼儿的体格发育情况及存在的问题
营养照护	根据婴幼儿的生理年龄与个人的特点，制订均衡营养的膳食计划，落实在日常的照护中，保证充足营养支持	●注意食物色、香、味、形搭配，促进宝宝的食欲。为孩子准备花样多变和色彩鲜艳的食物 ●为婴幼儿准备适宜的食物，均衡营养膳食 ●两餐之间不吃零食，只提供水
运动照护	设计符合婴幼儿运动发育水平的游戏运动、活动，带动婴幼儿积极参与	增加每天的运动量和运动强度，使儿童容易产生饥饿感减少静态活动，限制活动或久坐不超过1时/次

续表

项目	内容	
	托育园	家庭
喂养照护	●根据婴幼儿的年龄，培养和建立正常的进食技能，鼓励幼儿自己进食 ●规定进食时间，20 ~ 30 min ●不良进食习惯只要有所改善，立即给予鼓励和表扬 ●鼓励孩子以同龄幼儿为榜样	●鼓励幼儿自己进食，允许与年龄相符的进食“狼藉”现象 ●规定进食时间，20 ~ 30 min ●家长树立良好的进食榜样，不做其他事情 ●不良进食习惯只要有所改善，立即给予鼓励和表扬
疾病照护	如婴幼儿存在器质性疾病或影响生长发育，及时督促家长带孩子去医院治疗	如孩子因不良饮食习惯影响了生长发育或同时伴有其他疾病时，及时到医院就诊

表2-13　父母过度担心的婴幼儿的照护

项目	内容	
	托育园	家庭
生长监测照护	每月测量一次体重，每3个月测量一次身长，监测体格生长情况，对生长发育偏离的婴幼儿应及时转诊到医院	定期监测身高和体重，身高和体重只要在正常范围不必太担心
营养照护	根据婴幼儿的生理年龄与个人的特点，制订均衡营养的膳食计划，落实在日常的照护中，保证营养支持	●注意食物色、香、味、形搭配，促进宝宝的食欲。为孩子准备花样多变和色彩鲜艳的食物 ●为婴幼儿准备适宜的食物，均衡营养膳食
运动照护	设计符合婴幼儿运动发育水平的游戏运动、活动，带动婴幼儿积极参与	增加活动量，若宝宝原来有一定的活动量，可以适当增加活动强度，使其产生饥饿感
喂养照护	●指导家长对生长和营养有适当的期望值 ●记录婴幼儿每次进食品种和数量，与家长讨论	●不要与其他婴幼儿攀比进食量，允许个体差异 ●记录婴幼儿每次进食品种和数量，与医生讨论
疾病照护	如婴幼儿存在器质性疾病或影响生长发育，及时督促家长带孩子去医院治疗	如孩子因父母的过度担心，影响了生长发育，及时去医院就诊

表2-14 害怕进食的婴幼儿的照护

项目	内容	
	托育园	家庭
生长监测照护	每月测量一次体重，每3个月测量一次身长，监测体格生长情况，对生长发育偏离的婴幼儿应及时转诊到医院	定期到医院进行生长发育的监测，了解婴幼儿的体格发育情况及存在的问题
营养照护	根据婴幼儿的生理年龄与个人的特点，制订均衡营养的膳食计划，落实在日常的照护中，保证充足营养支持	●为孩子准备花样多变和色彩鲜艳的食物，注意食物色、香、味、形搭配，促进宝宝的食欲 ●为婴幼儿准备适宜的食物，均衡营养膳食
运动照护	设计符合婴幼儿运动发育水平的游戏运动、活动，带动婴幼儿积极参与	增加活动量，若宝宝原来有一定的活动量，可以适当增加活动强度，使其产生饥饿感
喂养照护	根据婴幼儿的年龄，培养和建立正常的进食技能	●不强迫进食，减少宝宝对食物的恐惧 ●对新的食物要尝试10～15次 ●提供儿童喜欢的餐具替代当前的餐具 ●不在进餐中批评或指责儿童，提供一个良好的进餐环境，让宝宝快乐进餐
疾病照护	积极寻找孩子害怕进食的原因，并给予对应的措施，如因疾病引起的则及时转诊到医院就诊	积极寻找孩子害怕进食的原因，并给予对应的措施，如因疾病引起的则及时到医院就诊

5.婴幼儿喂养困难的预防

（1）坚持6个月以内纯母乳喂养。6月龄后适时添加辅食，6月龄泥状食物，7~9月为末状食物，10~12月为碎状、丁块状、指状食物。

（2）1岁以后的幼儿应该开始练习自己用餐具进食，培养幼儿的独立能力和正确反应能力。1~2岁幼儿应分餐进食，鼓励自己进食，2岁后的儿童应独立进食。

（3）建立应答性喂养方式：家长决定婴幼儿进餐时间、地点及食物，设定进食规则，判断婴幼儿进食情况；婴幼儿根据自身饱足及饥饿情况决定吃不吃，吃多少。

（4）应定时、定点、定量进餐，每次进餐时间为20~30 min。进食时应避免用电视、手机、玩具等分散婴幼儿注意力。

（5）家长避免强迫喂养和过度喂养。家长少提供高脂、高糖食物、快餐食品、碳酸饮料及含糖饮料。

（6）为婴幼儿提供轻松、愉悦的良好进餐环境和气氛，避免嘈杂的进餐环境。避免进餐时恐吓、训斥和打骂儿童。

喂养困难送医时机

(7)合理安排生活作息制度,保证充足的睡眠,培养健康运动习惯。

(8)做好生长发育监测:定期测量体重、身长(身高),应用生长发育监测图,发现生长曲线变平或下滑应查找原因,及时予以纠正。

任务评价

主题	内容	优秀	良好	一般	较差	很差
学习态度	能准时参加全部课程,按时提交作业,及时查阅教师上传的学习材料	5	4	3	2	1
专业知识	掌握婴幼儿喂养困难的识别、预防与照护,了解其影响因素	5	4	3	2	1
研讨精神	积极参与讨论,对其他人的发言能提出合理的分析和见解	5	4	3	2	1
团队协作	能很好地融入课堂小组讨论,共同推进学习进程	5	4	3	2	1
沟通交流	能够清晰准确地表达自己的观点,与他人交流时态度语气恰当	5	4	3	2	1
人文素养	能够关注医学人文知识,有意识地树立职业精神	5	4	3	2	1
信息素养	会检索常见的医学专业文献数据库,主动阅读医学文献	5	4	3	2	1
实践应用	能准确描述婴幼儿喂养困难的定义,能根据案例设计婴幼儿喂养困难的照护方案并实施	5	4	3	2	1
自我小结						

项目小结

本项目主要通过小组任务的形式进行,学生通过讨论、操作、案例分析等方式,理解0~3岁婴幼儿常见营养性疾病的识别、预防与照护,热爱婴幼儿,提升职业精神,熟悉婴幼儿营养性疾病的临床表现和及时就医原则,掌握0~3岁婴幼儿营养性疾病的识别要点和方法,结合婴幼儿体格生长发育的一般规律及特点综合分析,及早发现婴幼儿营养性疾病发生的风险,识别相关危险因素,及早给予有针对性的指导与照护,从而保证婴幼儿体格发育健康,营养均衡,促进儿童早期全面发展。

思考练习

(1)关于婴幼儿肥胖说法正确的是(　　)。

A. 体重是超过正常儿童的*M*+2*SD*则为肥胖

B. 肥胖婴幼儿需要控制体重,适当地减重

C. 婴幼儿期的肥胖会随着年龄增加逐渐减少

D. 母乳喂养会减少肥胖发生的风险

(2)营养不良患儿最早出现的症状是(　　)。

A. 皮下脂肪减少或消失　　B. 身长低于正常

C. 体重不增或减轻　　D. 肌张力低下

(3)8月龄女婴,生活在平原地区,血常规显示血红蛋白100 g/L,该患儿属于(　　)。

A. 轻度贫血　　B. 中度贫血

C. 重度贫血　　D. 正常血红蛋白值

(4)为预防佝偻病,建议新生儿出生后应尽早开始补充维生素D,每日(　　)IU,以预防维生素D缺乏及不足,保证婴幼儿生长发育所需。

A. 200　　B. 400　　C. 800　　D. 1000

(5)(判断题)小孩6个月第一次添加胡萝卜泥,吃了3次,孩子都把胡萝卜泥吐出,孩子不喜欢吃胡萝卜,以后不给孩子吃了。(　　)

(6)(判断题)喂养困难不会影响婴幼儿的生长发育。(　　)

实践实训

以小组为单位(4~5人)合作设计对2岁的营养不良幼儿进行照护的实施方案,包括照护活动的名称、人数、目标、准备、过程、注意事项、延伸,并做好登记。

病例:

明明,男,2岁,身高88 cm,体重9.6 kg,近半年经常拉肚子。母亲认为孩子夜间睡觉老是翻滚厉害,又经常拉肚子,故认为孩子消化功能差。故近半年来孩子每日配方奶300 mL,2餐稀饭,偶有添加鸡蛋和肉类。

推荐阅读

[1]宋媛.0–3岁婴幼儿营养与喂养[M].上海:华东师范大学出版社,2021.

[2]苏宜香.儿童营养及相关疾病[M].北京:人民卫生出版社,2016.

[3]金星明,静进.发育与行为儿科学[M]北京:人民卫生出版社,2020.

项目三

婴幼儿皮肤疾病预防与照护

项目目标

知识目标：

1. 掌握婴幼儿常见皮肤病的预防与就医时机。
2. 理解婴幼儿常见皮肤病的临床特点和识别。
3. 了解婴幼儿常见皮肤病的病因和发病机制。

技能目标：

1. 掌握婴幼儿常见皮肤病的照护技巧。
2. 了解婴幼儿常见皮肤病的外用药物选择。

情感目标：

以促进皮肤健康为关键，培养托育工作者对皮肤病患儿的爱心和耐心，运用一些常用的照护技能照顾和护理婴幼儿皮肤问题。

学习重难点

学习重点：

1. 掌握婴幼儿常见皮肤病的预防照护技能与就医时机。
2. 能识别婴幼儿常见皮肤病临床特点。
3. 能实践操作婴幼儿常见皮肤病的预防照护。

学习难点：

1. 婴幼儿常见皮肤病识别与鉴别诊断。
2. 婴幼儿特应性皮炎的长期管理。

思维导图

- 婴幼儿皮肤疾病预防与照护
  - 细菌性皮肤病预防与照护
    - 疖和脓疱疮的病因
    - 疖和脓疱疮的识别
    - 疖和脓疱疮的预防和照护
  - 病毒性皮肤病预防与照护
    - 幼儿急疹和风疹的病因
    - 幼儿急疹和风疹的识别
    - 幼儿急疹和风疹的预防和照护
  - 变态反应性皮肤病预防与照护
    - 特应性皮炎和荨麻疹的病因
    - 特应性皮炎和荨麻疹的识别
    - 特应性皮炎和荨麻疹的预防和照护
  - 物理性皮肤病预防与照护
    - 痱子和尿布皮炎的病因
    - 痱子和尿布皮炎的识别
    - 痱子和尿布皮炎的预防和照护

任务一

细菌感染性皮肤病

任务描述

细菌感染性皮肤病指由于细菌感染引起的皮肤疾病，包括疖、毛囊炎、脓疱疮、猩红热、皮肤结核和麻风病等，本任务主要介绍婴幼儿期较常见的疖和脓疱疮。通过本任务理论知识学习和实践操作，学生须掌握婴幼儿皮肤特点及照护技巧，掌握疖和脓疱疮的识别、预防和照护，了解疖和脓疱疮的病因及发病机制。

（1）分析案例，完成工作表单2。

（2）阅读相关材料，完成工作表单3。

（3）阅读相关材料，完成工作表单4。

任务准备

（1）用物准备：医用棉签、75%医用酒精、10%鱼石脂软膏、莫匹罗星软膏（或夫西地酸乳膏和复方多粘菌素B软膏）等。

（2）照护者准备：仪表端庄，衣帽整洁，态度和蔼。照护者不宜留长指甲，接触婴幼儿前后洗手，保持手卫生。

（3）环境准备：安静整洁，光线充足，定时通风，保持房间空气流通，温、湿度适宜。

任务表单

工作表单1

工作表单2

疖和脓疱疮识别及处理

1. 豆豆18天了，2天前胸背部起了几个水疱，昨天发现水疱最大的有2 cm左右，水疱颜色淡黄色，不小心弄破了流出黄色脓液。
请思考豆豆可能是何种皮肤病，这种皮肤病有什么特点？

2. 军军2岁了，3天前鼻子下面长了个疖，刚开始很硬，现在中间出现了脓点，他想用手挤，妈妈不让。
请问妈妈做得对吗？为什么？

工作表单3

疖和脓疱疮预防

材料1：疖的病原菌主要是金黄色葡萄球菌，亦可为白色葡萄球菌。全身抵抗力下降者，如营养不良、贫血、免疫力低下或者免疫缺陷、长期使用糖皮质激素和免疫抑制药的婴幼儿容易并发本病。疖初期可为毛囊炎性丘疹，渐增大形成红肿热痛的小结节，严重者可伴有发热、头痛和全身疲倦等，甚至引起败血症和脓毒血症。 **请结合材料谈谈疖的预防。**
材料2：脓疱疮的病原菌主要为金黄色葡萄球菌、A组β溶血性链球菌或两者混合感染，新生儿由于皮肤薄嫩，免疫力低下尤其是IgG(Ig，免疫球蛋白)水平低，感染后易泛发全身，并造成本病在新生儿室流行。临床表现通常只有皮肤症状包括瘙痒和轻度疼痛，多数无全身症状，少数可并发淋巴结炎和蜂窝组织炎，出现乏力、发热、腹泻等全身症状。 **请结合材料谈谈脓疱疮的预防。**

工作表单5

工作表单4

疖和脓疱疮模拟照护操作

请结合材料，以小组为单位模拟疖和脓疱疮的照护操作（可结合环境、洗浴、穿着、局部用药等方面照护）。

项目	照护操作要点
衣	
食	
住	
行	
就医及用药	
其他注意事项	

任务分析

任务包括疖和脓疱疮的识别、预防和照护三个重点，主要以小组讨论、案例分析与小组操作等方式进行，学生通过案例分析和小组讨论掌握疾病的特点和预防照护重点，然后在真实或模拟的环境中进行预防或照护操作，照护过程中应识别严重情况及时就医。

学习支持

1.婴幼儿皮肤特点

皮肤是身体最外层的一个器官，它覆盖全身，保护机体免受外界刺激，并参与机体的许多生理功能，对整个身体起重要作用。与成人对比婴幼儿皮肤有如下特点：

（1）表皮角质层较薄，毛发较少，细胞间附着较弱，所以皮肤的屏障保护能力弱，皮肤易受损害和感染，有时候成为感染的侵入门户。

（2）汗腺总数从出生后不再增加，但有分泌功能的汗腺比例比成人低，故而体温调节能力差，也不能很好适应外界温度变化。

（3）婴幼儿体表面积与全身体重之比高于成人，在同样部位涂擦外用药的系统吸收比成人多。

（4）对外来刺激物的敏感性强。

（5）免疫系统发育不完善，皮肤是人体重要的免疫器官，婴幼儿对细菌和病毒易感，接触变应原反应性降低。

2.婴幼儿日常皮肤照护技巧

表3-1　婴幼儿皮肤照护技巧

项目	具体照护内容
衣	衣服尽量选择轻薄、宽松、透气性好的棉质衣物。化纤类衣物通常透气性差，同时对皮肤有一定的刺激性，尽量避免使用。勤换、勤洗、勤晒衣物。根据环境温度和湿度随时增减衣物，以颈背部温暖干燥不出汗为宜
食	营养均衡，保证每日适宜的液体摄入量
住	保持居室凉爽，空气流通，温度控制在 20～26 ℃，有条件者，室内湿度保持在 60%。室内每天至少通风 2 次，每次 30 min 左右
行	每日户外活动 2 h 以上。根据季节、温度和婴幼儿年龄特点选择户外活动的时间、场地和体格锻炼项目
洗	根据季节和环境温度给宝宝洗澡，夏季每天洗澡，冬季酌情降低频率，保持皮肤清洁，沐浴后及时做好保湿，维持婴幼儿皮肤屏障功能

3.疖的识别和预防照护

疖是一种毛囊及其周围组织的急性化脓性感染性疾病，多发及反复发作则称为“疖病”。

（1）识别：疖好发于头、面、颈、臂及臀部等易摩擦外伤处，初期可为毛囊炎性丘疹，逐渐增大形成红肿热痛的小结节，2~4天后结节中心化脓形成脓栓，顶端出现黄白色脓点，继之破溃排出脓液，炎症随之消退，1~2周结疤而愈合。疖的皮损多为单发，少数为多发。严重者可伴有发热、头痛和全身疲倦等全身症状，甚至引起败血症和脓毒血症。血常规结果可出现白细胞总数增高或者中性粒细胞比例升高，脓液及败血症或者脓毒血症患者中可培养出致病菌。

（2）预防：一是加强体格锻炼，饮食均衡，增强婴幼儿抵抗力；二是保持皮肤清洁。避免出汗过多，勤洗澡并及时更换内衣，注意保护皮肤避免表皮受伤。

（3）疖照护要点：

表3-2 疖的照护要点

项目	照护操作要点
衣	衣着宽松透气
食	营养均衡，保证每日适宜的液体摄入量
住	保持居室凉爽，空气流通 保持皮肤清洁，照护者注意手卫生
行	减少户外活动和体格锻炼，避免剧烈活动，避免磕碰皮损部位
就医及用药	1. 早期未形成脓头前，可用10%鱼石脂软膏外用 2. 皮肤表面可用抗生素软膏，如莫匹罗星软膏，夫西地酸乳膏和复方多粘菌素B软膏等 3. 大的疖肿或者合并全身感染者及时送医，较大的脓肿形成后须做小切口排脓，必要时需要系统用药
其他注意事项	1. 脓肿形成后不宜用力压挤，发生于面部尤其是上唇与鼻孔间的危险三角区处的疖切勿挤压，否则可引起海绵窦血栓性静脉炎，甚至脑脓肿危及生命 2. 发现营养不良和贫血婴幼儿及时干预治疗，免疫力低下者需加强照护

4. 脓疱疮的识别和预防照护

脓疱疮又名脓疱病，俗称“黄水疮”，是一种常见的化脓性皮肤病，具有接触传染的特性，可在集体生活儿童中流行。各年龄均可发病，新生儿亦可发病。

（1）病因：本病的病原菌主要为金黄色葡萄球菌、A组β溶血性链球菌或两者混合感染。新生儿由于皮肤薄嫩，分泌功能未充分发育，免疫力低下尤其是IgG水平低，感染后易泛发全身，并造成本病在新生儿室流行。

（2）识别：根据临床表现分为两型，即大疱型和非大疱型脓疱疮。

①大疱型脓疱疮。大疱型脓疱疮最常见于新生儿，各年龄亦有散发。其致病菌绝大多数为金黄色葡萄球菌。皮损好发于躯干和四肢，出现由豌豆大到核桃大小不等的大疱，疱液开始为淡黄色，清亮，1~2天后部分疱液变浑，因重力作

用疱底呈现特征性半月积脓现象，由于脓疱壁薄而松，常很快破溃，通常见到的皮损多为破溃后遗留的表浅糜烂面，糜烂面干燥后形成淡黄色脓痂，痂皮脱落后遗留暂时性的棕色斑疹，消退后不留痕迹。患儿多数无全身症状，少数可出现乏力、发热、腹泻等全身症状，严重者可并发败血症、肺炎或脑膜炎，甚至死亡。

②非大疱型脓疱。此型是脓疱疮最常见的类型，是儿童最常见的皮肤感染。典型临床表现为开始局部出现一个2~4 mm的红斑，红斑迅速发展形成一个小水疱或脓疱，疱壁很薄，极易破溃，其渗液干燥后形成典型的蜜黄色痂，覆盖在浅表糜烂的表面。一个皮损可直接蔓延至邻近的皮肤形成多个相似的皮损或融合成片。暴露于外界环境的皮肤表面有损伤处最易受累，尤其常见于口周、外鼻孔、耳郭和四肢。皮损有自觉瘙痒感，由于搔抓可引起周围皮肤感染。通常只有皮肤损害，重症患者也可并发淋巴结炎，蜂窝织炎和发热等。

本病依据皮疹特点、发病季节（夏季多见）、好发部位（新生儿四肢和躯干，婴幼儿口周、外鼻孔、耳郭和四肢）、病情进展较快、有传染性等容易诊断。有时候需要和水痘以及脓疱性湿疹鉴别：①水痘：有水痘接触史，往往有发热及呼吸道感染症状，皮疹呈向心性分布，即躯干皮疹往往多于头面部，且斑丘疹、疱疹和结痂同时共存，发生于面部时表现为绕有红晕的水疱，破溃后结痂，可侵犯黏膜，其他部位有类似损害。②脓疱性湿疹：湿疹有反复发生的特点，且皮损呈弥漫性潮红，境界不清楚，皮疹呈多形性，无好发部位，任何季节均可发病。

（3）预防：一是注意皮肤卫生，勤洗澡，勤换衣物，及时治疗瘙痒性皮肤病及皮肤损伤；二是护理者注意手卫生，有化脓性皮肤病者避免接触婴幼儿。

（4）脓疱疮的照护要点：

表3-3　脓疱疮的照护要点

项目	照护操作要点
衣	衣着宽松透气
食	营养均衡，保证每日适宜的液体摄入量
住	本病有较强传染性，发现患者应及时隔离，尤其在新生儿室和托育机构。患者接触过的物品要煮沸消毒
行	减少户外活动和体格锻炼，避免剧烈活动，避免磕碰皮损部位。勤剪指甲，避免搔抓引起继发感染
就医及用药	1. 局部治疗对于无并发症的轻至中度局限性皮损，局部可外用抗生素软膏，临床常用莫匹罗星软膏、夫西地酸乳膏或复方多粘菌素B软膏等抗生素软膏。局部外用药前应先清洁局部皮损，去痂挑疱 2. 对于皮损广泛及有发热等并发症的患者，及时送医在医生指导下系统应用抗生素

任务评价

主题	内容	优秀	良好	一般	较差	很差
学习态度	能准时参加全部课程，按时提交作业，及时查阅教师上传的学习材料	5	4	3	2	1
专业知识	掌握疖和脓疱疮的识别、预防和照护，了解疾病的发病机制	5	4	3	2	1
研讨精神	积极参与讨论，对其他人的发言能提出合理的分析和见解	5	4	3	2	1
团队协作	能很好地融入课堂小组讨论，共同推进学习进程	5	4	3	2	1
沟通交流	能够清晰准确地表达自己的观点，与他人交流时态度语气恰当	5	4	3	2	1
人文素养	能够关注医学人文知识，有意识地树立职业精神	5	4	3	2	1
信息素养	会检索常见的医学专业文献数据库，主动阅读医学文献	5	4	3	2	1
实践应用	能根据操作要求，按步骤完成预防和照护过程	5	4	3	2	1
自我小结						

任务二

病毒感染性皮肤病

任务描述

病毒感染性皮肤病指由于病毒感染引起的皮肤疾病，如单纯疱疹、水痘、麻疹、手足口、风疹、幼儿急疹等，婴幼儿期病毒感染性皮肤病除典型皮疹外往往还合并其他症状，以呼吸道感染症状如发热、咽痛、咳嗽等常见。有不少病毒感染性皮肤病还具有很强传染性，容易在集体生活儿童中流行，近几十年由于我国计划免疫的成功实施，这类疾病发生率明显下降，本任务重点介绍幼儿急疹和风疹。

通过本任务理论知识学习和实践操作，学生需掌握幼儿急疹和风疹的识别、预防和照护。了解幼儿急疹和风疹的病因和发病机制。

(1)小组讨论，完成工作表单1。

(2)分析案例，完成工作表单2。

(3)阅读相关材料，完成工作表单3。

(4)阅读相关材料，完成工作表单4。

任务准备

(1)用物准备：体温计、干净毛巾和解热镇痛药等。

(2)照护者准备：仪表端庄，衣帽整洁，态度和蔼。照护者不宜留长指甲，接触婴幼儿前后洗手，保持手卫生。

(3)环境准备：安静整洁，光线充足，定时通风，保持房间空气流通，温、湿度适宜。

任务表单

工作表单1

疾病特点

请思考与病毒感染性皮肤病相比细菌感染性皮肤病有什么特点？

工作表单2

幼儿急疹和风疹的识别

1. 小宝，10个月，3天前突然出现发热，体温高达40 ℃，除了吃饭比以前差一点儿，没有其他表现，吃退烧药后精神状态也挺好。今天体温正常了，但全身开始出现红色的疹子。

请问这可能是哪种疾病？请说说你的理由。

2. 明明，4岁，最近幼儿园有几个小朋友发热请假在家，明明2天前开始发热，38 ℃左右，不怎么爱吃东西，有咳嗽和流鼻涕，今天全身都起了红色的皮疹，而且耳朵后面、颈部淋巴结明显比平时大，一碰到就喊痛并哭闹。

请问这可能是哪种疾病？请说说你的理由。

工作表单3

幼儿急疹和风疹的预防

材料1：幼儿急疹多为感染人类疱疹病毒，本病毒存在于健康人和患儿的咽部、唾液、上皮细胞和血浆中，可通过呼吸道飞沫和接触传播。症状为突然高热，体温高达39.5～40 ℃甚至更高，全身症状一般较轻，有时候伴轻咳或腹泻，热退疹出，偶见高热惊厥，罕见中枢神经感染。

请结合材料谈谈幼儿急疹的预防。

材料2：风疹多为感染风疹病毒所致，呼吸道飞沫传播为主，也可接触传播。常有低热（体温一般不超过39 ℃）、全身不适、咽痛、轻咳和流涕等症状；全身浅表淋巴结肿大及触痛，以耳后、枕部及颈后淋巴结肿大最明显，少数可有脾大；皮疹通常于发热后1~2天出现。风疹可并发心肌炎、关节炎、肾炎、肝炎、支气管炎、肺炎、脑炎等。

先天性风疹为胎儿经胎盘感染所致，孕妇在妊娠早期感染风疹病毒后，可经胎盘垂直传播给胎儿。多发生在妊娠早期。受感染胎儿宫内发育迟缓，出生后20%~80%有先天畸形或疾病，如白内障、视网膜病变、听力损害、小头畸形、心脏及大血管畸形等。

请结合材料谈谈风疹的预防。

工作表单4

幼儿急疹和风疹模拟照护操作

工作表单5

请结合材料，以小组为单位模拟幼儿急疹和风疹的照护操作（可结合环境、洗浴、穿着、用药等方面）。

项目	照护操作要点
衣	
食	
住	
行	

续表

项目	照护操作要点
就医及用药	
其他注意事项	

任务分析

任务包括幼儿急疹和风疹的识别、预防和照护三个重点，主要以小组讨论、案例分析与小组操作等方式进行，学生通过案例分析和小组讨论掌握疾病的特点和预防照护重点，然后在真实或模拟的环境中进行预防或照护操作，照护过程中应识别严重情况，及时就医。

学习支持

1.幼儿急疹的识别和预防照护

幼儿急疹是婴幼儿常见的一种急性发热出疹性传染病，以6～18个月小儿最多见，一年四季均可发生，但以冬春季节发病为多。临床特征是热退疹出，高热3~4天后，体温骤降，同时全身出现玫瑰红色斑丘疹，皮疹1~2天即退，如无并发症可很快痊愈。

幼儿急诊的病因

(1)识别：幼儿急疹的潜伏期为1~2周，多无前驱症状而突然高热，体温高达39.5~40 ℃甚至更高，持续不退或有波动，发热期间一般精神状态无明显改变，可伴有恶心、呕吐、咳嗽，少数婴幼儿在体温突然上升时出现高热惊厥。一般高热持续3~4天时突然降至正常，热退时或热退后数小时至1~2天出现皮疹。皮疹通常先发生于面颈部及躯干，以后渐渐蔓延到四肢，散布全身，皮疹为玫瑰红色斑丘疹，压之褪色，大小不等，皮疹不痒。部分皮疹可融合成片，皮疹于1~2天消退，疹退后不留任何痕迹，无脱屑及色素沉着。部分患儿有颈部或枕后淋巴结肿大，但不如风疹明显。

本病在出疹前往往难以诊断，应注意排除婴幼儿常见的其他感染性疾病，如中耳炎、败血症、尿路感染、化脓性脑膜炎等。1岁左右的婴幼儿突然高热，没有其他的呼吸道症状，热退后出现皮疹，一般都是幼儿急疹。血常规结果外周血白细胞总数减少而淋巴细胞增多等。

(2)预防：目前尚无有效的方法来预防本病。加强体格锻炼，饮食均衡，增强婴幼儿抵抗力。发现患儿应及时隔离患儿。

(3)照护：本病一般无须特殊治疗，只需对症治疗，表3-4简单列举幼儿急疹发热时照护要点。

表3-4　幼儿急疹照护操作要点

项目	照护操作要点
衣	着轻薄吸汗衣物
食	饮食以易消化的流质或半流质为主，多补充水分
住	本病有一定传染性，发现患者应及时隔离患儿至出疹后3~5天，在托育机构密切接触的小儿应观察7~10天；尽量不要带婴幼儿到人群密集的公共场所
行	减少户外活动，注意休息
就医及用药	1. 物理降温，如温湿毛巾擦拭身体血流丰富处，包括颈部、腋窝和腹股沟等 2. 腋下体温超过38.5 ℃，物理降温同时可口服解热镇痛药，如对乙酰氨基酚或者布洛芬 3. 发热超过38.5 ℃，并且持续24 h以上，高热伴烦躁不安者或出现高热惊厥、精神萎靡、嗜睡和昏迷、前囟膨隆等神经系统症状时应及时送医排除脑炎或脑膜炎。感染严重或者有免疫缺陷时要考虑抗病毒感染

2. 风疹的识别和预防照护

风疹病因

风疹为风疹病毒感染引起的传染病，主要症状有低热、全身皮疹和淋巴结肿大。

（1）识别：风疹一年四季均可发病，但以冬春季为主，潜伏期14~21天。首先可出现低热（体温一般不超过39 ℃）、全身不适、咽痛、轻咳和流涕等症状，皮疹通常于发热后1~2天出现，首先见于头面部，迅速蔓延到躯干及四肢，但掌跖少见，约1天内出齐。皮疹初起呈细点状淡红色斑丘疹，直径2~3 mm，面部及四肢远端皮疹较稀疏，部分皮疹可融合类似麻疹，躯干尤其背部皮疹密集，融合成片。皮疹一般持续1~4天消退，且按出疹顺序逐渐消退，一般无色素沉着及皮肤脱屑。全身浅表淋巴结肿大及触痛，以耳后、枕部及颈后淋巴结肿大最明显，少数可有脾大。疹退时体温下降，上呼吸道症状消退，肿大淋巴结逐渐恢复正常。风疹通常是一种自限性疾病，但风疹可并发心肌炎、关节炎、肾炎、肝炎、支气管炎、肺炎、脑炎等。

先天性风疹为胎儿经胎盘感染所致，多发生在妊娠早期，妊娠前12周的风疹病毒感染可导致流产、早产、宫内胎儿死亡、宫内发育迟缓和先天性风疹综合征。出生后20%~80%有先天畸形或疾病，如白内障、视网膜病变、听力损害、小头畸形和心脏及大血管畸形等。白内障、先天性心脏缺陷和感觉神经性耳聋是先天性风疹的典型三联征。妊娠期怀疑感染风疹的孕妇所生婴儿，不论有无症状体征均应做病毒分离和测定风疹IgM，阳性者即可诊断为先天性风疹。

血常规白细胞总数正常或者减少，淋巴细胞增多，风疹特异性抗体IgM阳性，病人鼻咽分泌物可分离风疹病毒。

风疹须和以下几种疾病鉴别诊断:(1)麻疹:麻疹往往热度高,呼吸道症状重;皮疹常于发热后4~5天出现,皮疹先于耳后发际开始,逐渐蔓延到躯干、四肢及掌跖,出疹时间较长,一般持续3~5天,疹退后有色素沉着及皮肤脱屑;口腔黏膜可见特征性柯氏斑;麻疹特异性抗体阳性。(2)幼儿急疹:通常有高热,典型热退疹出,淋巴结肿大没有风疹显著。

(2)预防:风疹疫苗接种可有效减少风疹病毒传播,风疹疫苗的应用使儿童及成人接种后获得有效免疫,注射风疹减毒活疫苗后抗体阳性率可达98%,特别是对育龄妇女保护有更重要的意义,有效预防先天性风疹综合征的发生。

2008年起含风疹成分疫苗加入我国国家计划免疫,风疹的发病率已经明显下降,维持儿童风疹疫苗的高接种率可降低其流行,并减少育龄期妇女的感染机会。目前我国计划免疫建议8月龄儿童接种第1剂麻疹-流行性腮腺炎-风疹(MMR)疫苗,18月龄儿童接种第2剂。

(3)照护:目前尚无特效的抗风疹病毒药物,主要是对症治疗(饮食和高热照护可参考幼儿急疹)。干扰素、利巴韦林等有助于减轻症状。儿童风疹预后良好,偶见并发脑炎及颅内出血引起死亡。孕妇3个月内患风疹,其胎儿可发生先天性感染,引起死胎、早产及各种先天性畸形,预后不良。

风疹送医时机

任务评价

主题	内容	优秀	良好	一般	较差	很差
学习态度	能准时参加全部课程,按时提交作业,及时查阅教师上传的学习材料	5	4	3	2	1
专业知识	掌握幼儿急疹和风疹的识别、预防和照护,了解疾病的发病机制	5	4	3	2	1
研讨精神	积极参与讨论,对其他人的发言能提出合理的分析和见解	5	4	3	2	1
团队协作	能很好地融入课堂小组讨论,共同推进学习进程	5	4	3	2	1
沟通交流	能够清晰准确地表达自己的观点,与他人交流时态度语气恰当	5	4	3	2	1
人文素养	能够关注医学人文知识,有意识地树立职业精神	5	4	3	2	1
信息素养	会检索常见的医学专业文献数据库,主动阅读医学文献	5	4	3	2	1

续表

主题	内容	优秀	良好	一般	较差	很差
实践应用	能根据操作要求，按步骤完成预防和照护过程	5	4	3	2	1
自我小结						

任务三
变态反应性皮肤病

任务描述

变态反应性皮肤病是指一组和变态反应相关的皮肤病，包括特应性皮炎、接触性皮炎、脂溢性皮炎、荨麻疹等，本任务主要介绍特应性皮炎和荨麻疹。

通过本任务理论知识学习和实践操作，学生须掌握特应性皮炎和荨麻疹的识别、预防和照护，了解特应性皮炎和荨麻疹的病因和发病机制。

（1）小组讨论，完成工作表单1。

（2）分析案例，完成工作表单2。

（3）阅读相关材料，完成工作表单3。

（4）阅读相关材料，完成工作表单4。

任务准备

（1）用物准备：医用棉签、糖皮质激素软膏、莫匹罗星软膏（或夫西地酸乳膏和复方多粘菌素B软膏）、抗组胺药物等。

（2）照护者准备：仪表端庄，衣帽整洁，态度和蔼。照护者不宜留长指甲，接触婴幼儿前后洗手，保持手卫生。

（3）环境准备：安静整洁，光线充足，定时通风，保持房间空气流通，温、湿度适宜。

任务表单

工作表单1

根据疾病皮疹特点，小组讨论特应性皮炎一般分为哪几类？分别有什么特点？

工作表单2

特应性皮炎和荨麻疹识别

1. 宝宝，5个月，出生一个月后脸上就时不时会长些小疹子，尤其是4月后流口水多，嘴巴周围的疹子一直都没好，现在天气冷了以后感觉皮疹又加重了。除了面部，胸腹部、手臂上都有，还连成片，会流水，宝宝会用手去抓疹子，好像很痒，最近睡觉也没有以前乖。 **请回答这可能是什么疾病？会影响宝宝生长发育吗？**
2. 贝贝，2岁，3天前感冒，没有发热，昨天开始全身长风团，大小不等，很痒，不停地要去抓挠，今天发现有的风团自己消失了，但又会长新的。 **请问这可能是什么皮肤病？**

工作表单3

特应性皮炎和荨麻疹的预防

材料1：特应性皮炎发病机制尚不明确，往往是各种内外部因素相互作用的结果，如生活环境和气候变化、食物过敏、外界刺激和遗传因素等。儿童特应性皮炎患病率高，以剧烈瘙痒、皮疹反复发作和睡眠障碍为主要表现，严重影响患儿及其家庭的生活质量，婴幼儿特应性皮炎随年龄增长症状缓解，但有特应性皮炎病史婴幼儿儿童期过敏性鼻炎和哮喘的发生率更高。 **请结合材料谈谈特应性皮炎的预防。**
材料2：荨麻疹的发病机制复杂，目前尚未完全明确，感染是最常见诱因，其他诱因包括自身免疫性疾病、食物和药物过敏等。荨麻疹表现为皮肤瘙痒剧烈，少数伴发热、关节痛、头痛、腹痛、腹泻等症状。婴幼儿荨麻疹的预后较好，70%以上为急性表现，慢性荨麻疹预后也较成人好，但疾病发作期影响患儿生活质量。 **请结合材料谈谈荨麻疹的预防。**

工作表单5

工作表单4

特应性皮炎和荨麻疹模拟照护操作

请结合材料，以小组为单位模拟练习特应性皮炎和荨麻疹的照护操作。(可结合环境、洗浴、穿着、用药等方面)

项目	照护操作要点
衣	
食	
住	
行	
洗浴	
就医及用药	
其他注意事项	

任务分析

任务包括特应性皮炎和荨麻疹的识别、预防和照护三个重点，主要以小组讨论、案例分析与小组操作等方式进行，学生通过案例分析和小组讨论掌握疾病的特点和预防照护重点，然后在真实或模拟的环境中进行预防或照护操作，本任务重难点是特应性皮炎早期识别和长期照护，照护过程中应识别严重情况及时就医。

学习支持

1. 婴幼儿特应性皮炎的识别和预防照护

婴幼儿特应性皮炎病因

特应性皮炎（AD）是由多种因素引起的一种皮肤炎症反应，大多数婴儿期发病，出现多形性的皮疹，如红斑、丘疹、鳞屑和渗出，剧烈瘙痒，特应性皮炎可引起儿童烦躁哭闹，严重者影响儿童睡眠甚至生长发育。

（1）识别：特应性皮炎主要表现为反复发作的皮肤瘙痒、湿疹样皮肤及皮肤干燥。按临床分度分为轻中重度，婴幼儿多数为轻度。

根据皮疹的特点特应性皮炎分为渗出型和干燥型两类。渗出型多发生于肥胖婴儿。初起于面颊部，出现瘙痒性红斑，境界不清、继而在红斑基础上出现针头大小的丘疹、丘疱疹、水疱。搔抓、摩擦后很快形成糜烂、渗出和结痂等，皮损可迅速扩展至其他部位（如头皮、额、颈、腕、四肢等）。病情时重时轻，某些食品或环境等因素可使病情加剧。可出现继发感染，可伴发局部淋巴结肿大，甚至发热等全身症状。极少数患儿由于处理不当扩展至全身变为红皮病，并常伴有腹泻、营养不良、全身淋巴结肿大等。干燥型常见于瘦弱婴儿，为淡红色或暗红色斑片、密集小丘疹无水疱，皮肤干燥无明显渗出，表面附有灰白色米糠状鳞屑。病程慢性者也可有轻度皮肤肥厚、皲裂、痕或血痂。常累及面部、躯干和四肢。

如果患者表现为湿疹样皮损，应当怀疑有特应性皮炎的可能，需详细询问病史、家族史，结合临床表现和全面体检进行诊断。必要时进行外周血嗜酸性粒细胞计数、血清总 IgE、变应原特异性 IgE 等检测。

部分儿童特应性皮炎症状随年龄增长有所缓解，但婴幼儿期反复发作影响儿童生活质量，而盲目食物回避往往会造成儿童营养不良和生长发育障碍，特应性皮炎可同时合并其他过敏性疾病如过敏性鼻结膜炎和哮喘。

（2）预防：保湿润肤增强皮肤屏障，既是特应性皮炎治疗的基础，也是预防特应性皮炎发生的重要措施，需要长期坚持；有特应性体质高危家族史的婴幼儿尽可能避免生活中的一些诱发因素，如温度、湿度的剧烈改变、粗糙的衣服材质、使用有刺激性的沐浴露等；提倡母乳喂养，合理添加辅食，尊重客观临床表现，需要对变应原检测结果有正确的解读，避免过度饮食回避；已经明确存在食物过敏的婴幼儿患者应该回避过敏食物，并咨询医生或者营养师进行饮食指导。

(3)照护：特应性皮炎是慢性复发性疾病，需要长期治疗照护，有效的治疗和恰当的护理照护，可以很好地控制病情，减少减轻皮疹的发生。特应性皮炎的病因和发病机制至今尚未完全明了，照护者需详细分析寻找其发病病因和诱发加重因素并尽可能回避，照护要点见表3-5。

表3-5　特应性皮炎照护要点

项目	照护操作要点
衣	宜穿着棉质、宽松衣物，避免人造纤维和毛织品直接接触皮肤，衣服清洗选用弱酸性洗涤剂，避免包裹过多衣物
食	提倡母乳喂养，避免盲目限制食物引起营养不良。特应性皮炎婴儿无须延迟辅食添加，但开始时量少，缓慢增加，以防不能区分哪种食物是真正引起过敏的食物。辅食的加工应充分蒸煮。喂食工具要选择合适的小勺，避免食物外溢刺激周围皮肤。有明确食物过敏的儿童要回避变应原，以牛奶蛋白过敏儿童为例，母乳喂养时母亲应该回避牛奶相关食物，人工喂养的婴儿可选择氨基酸配方或者深度水解配方奶粉
住	居室凉爽、通风、清洁，避免尘螨吸入，衣物被褥勤清洗，少接触毛绒玩具
行	适量户外活动，避免阳光直射皮损处
洗浴	清洁用32~38 ℃温水淋浴或冲洗为好，时间5~10 min，根据季节和温度每日1次或者隔日1次，推荐使用低敏无刺激的洁肤用品，其pH值最好接近正常表皮pH值（约为6）
皮肤护理	外用润肤剂有助于恢复皮肤屏障功能，一般沐浴3~5 min内后立即使用，建议足量多次使用，每日至少使用2次，每周建议用量100 g。根据婴幼儿个体差异、皮肤状态、季节、气候等因素，选择合适的外用润肤剂。就季节而言，一般冬季和北方的春季、秋季使用霜剂；夏季和南方的春季、秋季使用乳剂。皱褶、出汗等部位可适当减少应用或选择较稀薄的剂型
预防接种	特应性皮炎不是预防接种禁忌证，除症状严重患儿外，其余均应在症状缓解阶段正常预防接种
就医及用药	1.外用糖皮质激素目前仍是治疗和控制各期特应性皮炎的一线药物，儿童面部和皱褶处选用弱效或中效糖皮质激素，连续应用不超过1周。其他药物还包括外用钙调神经磷酸酶抑制剂，合并感染者加用抗生素软膏如莫匹罗星、夫西地酸等。对于瘙痒特别剧烈的、面积比较大可以口服抗组胺/抗炎症介质和抗微生物药物等系统治疗 2.皮疹反复发作合并严重感染或者有全身过敏反应者及时就医治疗，部分婴幼儿在影响生长发育时需及时就医

2. 荨麻疹的识别和预防照护

荨麻疹是皮肤黏膜小血管扩张及渗透性增加的一种局限性水肿反应，主要特征是风团和瘙痒，俗称“风团”“风疹块”等。荨麻疹是一种常见的皮肤疾病，人群中约 15%~25% 至少发生过一次荨麻疹，儿童荨麻疹发生率较成人低，约为 3.4%~5.4%。

（1）识别

荨麻疹临床表现为风团和/或血管性水肿，发作形式多样，风团的大小和形态不一，多伴有瘙痒。病情严重的急性荨麻疹还可伴有发热、恶心、呕吐、腹痛、腹泻、胸闷及喉梗阻等全身症状。急性荨麻疹单个风团持续不超过 24 h，消退后不留痕迹，以后又不断成批发生，时隐时现。

荨麻疹的病因

按照发病模式，结合临床表现，可将荨麻疹进行临床分类。不同类型荨麻疹的临床表现有一定差异，儿童荨麻疹的诊断和分类与成人类似，病程在 6 周内为急性荨麻疹，病程迁延或反复超过 6 周为慢性荨麻疹。根据发病原因分为自发性荨麻疹和诱导性荨麻疹，后者包括物理性和非物理性荨麻疹。

儿童荨麻疹须与其他可表现为风团或血管性水肿的疾病包括丘疹性荨麻疹和荨麻疹性血管炎做鉴别。丘疹性荨麻疹往往有蚊虫叮咬等病史，皮疹也可有风团状，但顶端通常有水疱；荨麻疹性血管炎通常风团持续 24 h 以上，可有疼痛感，皮损恢复后留有色素沉着，病理提示有血管炎性改变。

（2）预防照护

儿童荨麻疹通常为急性荨麻疹，大多数病例荨麻疹一生只发一次，病程通常为自限性。消除诱因或可疑病因有利于荨麻疹自然消退，也是预防荨麻疹再次复发的重要措施。引起婴幼儿急性荨麻疹的常见诱因包括感染、药物超敏反应和食物过敏等。有关儿童慢性荨麻疹自然病程的数据很少，但儿童慢性荨麻疹预后较成人好。研究显示，发病 7 年后 96% 的患儿症状消失，而成人在发病 10 年后仍有 20% 具有症状。

患病期间多饮水，避风寒，慎食海产品及辛辣刺激食品，防止搔抓。症状严重瘙痒难以控制者可在医生指导下口服抗组胺药物如西替利嗪、地氯雷他定、非索非那定和氯雷他定等。

（3）送医时机

慢性荨麻疹迁延不愈，急性荨麻疹伴喉头水肿导致呼吸困难紧急送往医院。

任务评价

主题	内容	优秀	良好	一般	较差	很差
学习态度	能准时参加全部课程，按时提交作业，及时查阅教师上传的学习材料	5	4	3	2	1
专业知识	掌握特应性皮炎和荨麻疹的识别、预防和照护，了解疾病的发病机制	5	4	3	2	1
研讨精神	积极参与讨论，对其他人的发言能提出合理的分析和见解	5	4	3	2	1
团队协作	能很好地融入课堂小组讨论，共同推进学习进程	5	4	3	2	1
沟通交流	能够清晰准确地表达自己的观点，与他人交流时态度语气恰当	5	4	3	2	1
人文素养	能够关注医学人文知识，有意识地树立职业精神	5	4	3	2	1
信息素养	会检索常见的医学专业文献数据库，主动阅读医学文献	5	4	3	2	1
实践应用	能根据操作要求，按步骤完成预防和照护过程	5	4	3	2	1
自我小结						

任务四
物理性皮肤病

任务描述

物理性皮肤病是指由于物理性因素包括日晒、摩擦、寒冷和炎热等因素引起的皮肤疾病，如日晒伤、痱子、尿布皮炎和冻疮等，本任务主要介绍痱子和尿布皮炎。

通过本任务理论知识学习和实践操作，学生须掌握痱子和尿布皮炎的识别、预防和照护，了解痱子和尿布皮炎的病因和发病机制。

（1）分析案例，完成工作表单2。

（2）阅读相关材料，完成工作表单3。

（3）阅读相关材料，完成工作表单4。

任务准备

（1）用物准备：医用棉签、一次性纸尿裤或者干净布尿片、莫匹罗星软膏（或者夫西地酸乳膏和复方多粘菌素B软膏）等。

（2）照护者准备：仪表端庄，衣帽整洁，态度和蔼。照护者不宜留长指甲，接触婴幼儿前后洗手，保持手卫生。

（3）环境准备：安静整洁，光线充足，定时通风，保持房间空气流通，温、湿度适宜。

任务表单

工作表单1

工作表单2

痱子和尿布皮炎的识别

1. 豆豆，1个多月，近一周头面部出现较多的皮疹，中间有脓点。 **请问豆豆可能是何种皮肤病，需要如何照护？**
2. 轩轩，3个月，前几天开始拉肚子，昨天发现臀部皮肤发红，今天换尿片时又发现发红的皮肤开始出现皮疹，肛门周围尤为明显，孩子哭闹不安。 **请问这可能是怎么回事，需要如何照护？**

工作表单3

痱子和尿布皮炎预防

材料1:痱子多由于气温高湿度大、不通风或者衣着太多引起出汗过多或汗液蒸发不畅所致。婴幼儿皮肤娇嫩,且活动量大,代谢旺盛,容易出汗。轻者可无明显症状,部分可有烧灼感或刺痒感,严重者可继发感染成为毛囊炎、疖或脓肿。

结合材料请谈谈痱子的预防。

材料2:尿布皮炎是由多种因素引发的。主要原因是尿布区域的皮肤长时间受尿、便刺激,湿尿片及不透气的尿布包裹将皮肤浸软,皮肤表面及粪便中细菌分解尿液中尿素,产生大量氨,浸泡和刺激皮肤,加上反复摩擦致本病。尿布未洗净,洗涤剂残留,腹泻时稀便中含有较多的脂肪酸及变形杆菌和微生物等,均可诱发和加重皮损。臀部皮疹尤其糜烂可引起疼痛,排便时加重,引起患儿不适出现哭闹。常继发白色念珠菌或者细菌感染,也可引起尿路感染,严重者可引起穿凿性溃疡以及臀部肉芽肿等。

结合材料请谈谈尿布皮炎的预防。

工作表单5

工作表单4

痱子和尿布皮炎模拟照护操作

请结合材料,以小组为单位模拟练习疖和痱子的照护操作。

项目	照护操作要点
衣	
食	
住	
行	
洗浴	
就医及用药	
其他注意事项	

任务分析

任务包括痱子和尿布皮炎的识别、预防和照护三个重点,主要以小组讨论、案例分析与小组操作等方式进行,学生通过案例分析和小组讨论掌握疾病的特点和预防照护重点,然后在真实或模拟的环境中进行预防或照护操作,务必强调的是两者的预防就是最好的治疗,照护过程中应识别严重情况,及时就医。

学习支持

1.痱子的识别和预防照护

痱子的病因

痱子又称“汗疹”和“痱汗疹”等，婴幼儿皮肤娇嫩，汗腺功能尚未发育完全，且活动量大，代谢旺盛，容易出汗，因而更容易长痱子。

（1）识别：痱子常见于颈周、腋下、胸背、肘窝、头皮、颜面等处。一般分为红痱、晶痱、脓痱。

红痱较常见，又称热疹，夏秋季多见，肥胖儿易发。好发颜面、颈部、胸背部或皮肤褶缝处，成批出现，圆而尖，针尖大小，呈密集的红色丘疹，周围轻度红晕，痒感明显，还可有灼热和刺痛感，数日干涸、脱屑消退。患儿往往烦躁不安，遇热明显，可以继发毛囊炎、疖及脓肿。

晶痱又称白痱，多见于新生儿因包裹过度导致热量和湿度散发障碍而发病。也可见于大汗或者暴晒之后发热出汗增加的儿童，慢性消耗性疾病、术后体弱儿。白痱好发于额头、颈部、胸背、腰腹部及手臂屈侧等部位，呈针尖或针头大的透明小水泡，周围不红，壁薄清亮，易破，多无痒感，1~2天吸收消退，可有细小脱屑。

如痱子顶端的水泡化脓，则称为脓痱。好发于间擦部、四肢曲侧、阴囊和卧床患者的背部。婴幼儿头部也是好发部位。损害主要是痱子顶端有浅表脓疱，与毛囊分开，皮损瘙痒明显。

婴幼儿红痱有时候和湿疹较难鉴别，后者往往冬季严重夏季轻，皮损呈多形性、有渗出趋势，好发于面部双颊的特点，可与之鉴别。

（2）预防与照护：本病重在预防，预防照护要点如表3-6。

表3-6 痱子的照护要点

项目	照护操作要点
衣	衣服尽量选择轻薄、宽松、透气性好的棉质衣物，利于汗液蒸发
食	饮食清淡，多补充水分
住	保持周围环境凉爽通风，温度和湿度适宜
行	夏季睡觉多翻身，比如额头、面部容易出现痱子，尽量不要用同一个姿势长时间搂抱，避免长期接触散热性不好的枕头等物品
洗浴	每天用温水洗 1~2 次澡，清洗掉皮肤上过多的汗液，保持皮肤干爽清洁，也可防止汗液引起痱子
就医及用药	（1）瘙痒明显者，可在医生指导下使用炉甘石洗剂，涂抹后可以缓解瘙痒和收敛保护皮肤 （2）若痱子继发疖及脓肿，或出现发热、全身不适，应立即就医

续表

项目	照护操作要点
其他注意事项	(1)将孩子指甲剪短,避免搔抓,以防感染 (2)避免挤压痱子,以免引起继发感染

尿布皮炎的病因

2.尿布皮炎的识别和预防照护

尿布皮炎是指尿布区域发生的局限性皮炎。当然本病并非仅尿布这单一因素,而是多种因素引起的。因尿液及积汗刺激娇嫩皮肤,婴儿多发。

(1)识别:尿布皮炎好发年龄为0~4个月的婴儿,新生儿亦常见。一年四季均可发生,以冬秋季多见。皮肤损害限于尿布区域,皮肤可见红斑、丘疹、糜烂、小脓疱及溃疡。一般不累及皮肤褶皱处(腹股沟、臀缝),这是因为两面皮肤紧贴,不接触尿布,以此可与擦烂红斑相鉴别。严重者皮损从接触尿布处可蔓延到整个下肢,甚至出现浅表糜烂。臀部皮疹尤其糜烂可引起疼痛,排便时加重,引起患儿不适出现哭闹,也可引起尿路感染,严重者可引起穿凿性溃疡以及臀部肉芽肿等。

根据使用尿布区域发生皮损及有不洁尿布接触史、皮损部位和表现可进行诊断,需要与以下疾病鉴别:①特应性皮炎:皮损不仅仅局限于尿布覆盖部位;②皮肤念珠菌病:往往可见口腔鹅口疮,损害不仅局限于尿布覆盖部位,皮损处取材检查可见菌丝和孢子。

(2)预防与照护:本病重在预防,积极预防就是最好的治疗。尿布皮炎照护要点参照表3-7。

表3-7 尿布皮炎的照护要点

项目	照护操作要点
衣	每次大小便后均需更换尿布,新生儿至少每2~3 h更换1次,非新生儿至少每3~4 h更换1次;对于腹泻的患者,应加强观察,尿布上有大便即予更换
住	保持室内空气新鲜,环境温度适宜
洗浴	(1)做好基础护理,保持患儿皮肤清洁干燥,根据季节和温度安排洗澡频次 (2)每次换尿布用温水洗净臀部或用柔湿巾擦净臀部,避免用肥皂和热水烫洗,避免使用含有乙醇的湿巾,皮肤干燥后涂上植物油或者含有氧化锌的护臀膏再换上干净的尿布。若使用非一次性尿布,选用质地柔软、透气性好、吸水性好的棉质尿布,必须清洗干净,以减少对皮肤的刺激。换尿片前后洗净双手,防止交叉感染。不要用橡皮或塑料布包扎于布尿布外

续表

项目	照护操作要点
就医及用药	(1)尿布皮炎护理得当,局部暴露即易见效。局部对症处理可用炉甘石洗剂、氧化锌油膏、鞣酸等,也可采用局部氧疗和红光照射的方式 (2)合并真菌感染可使用制霉菌素软膏或咪唑类霜剂;合并细菌感染,可以外用莫匹罗星软膏或者夫西地酸软膏 (3)如果采取上述照护措施无明显好转,或者出现严重感染,患儿哭闹明显疑似尿路感染等应及时去医院就诊

任务评价

主题	内容	优秀	良好	一般	较差	很差
学习态度	能准时参加全部课程,按时提交作业,及时查阅教师上传的学习材料	5	4	3	2	1
专业知识	掌握痱子和尿布皮炎的识别、预防和照护,了解疾病的发病机制	5	4	3	2	1
研讨精神	积极参与讨论,对其他人的发言能提出合理的分析和见解	5	4	3	2	1
团队协作	能很好地融入课堂小组讨论,共同推进学习进程	5	4	3	2	1
沟通交流	能够清晰准确地表达自己的观点,与他人交流时态度语气恰当	5	4	3	2	1
人文素养	能够关注医学人文知识,有意识地树立职业精神	5	4	3	2	1
信息素养	会检索常见的医学专业文献数据库,主动阅读医学文献	5	4	3	2	1
实践应用	能根据操作要求,按步骤完成预防和照护过程	5	4	3	2	1
自我小结						

项目小结

本项目介绍婴幼儿期常见几种皮肤病的识别、预防和照护，学生通过案例分析和小组讨论掌握婴幼儿皮肤特点和一般皮肤护理技能，同时早期识别各种皮肤病并在真实或模拟的环境中进行照护操作，了解疾病病因并做好疾病预防。部分疾病预防和治疗密不可分。细菌性皮肤病和病毒性皮肤病也可以是全身疾病的皮肤表现，在照护过程中应注意部分疾病的传染性，及时隔离避免交叉感染，应识别严重情况并及时就医。

思考练习

(1)关于特应性皮炎(湿疹)婴幼儿辅食添加说法错误的有(　　)。

A.每次只新增加一种食物

B.开始辅食添加的量小一些

C.添加辅食的过程中如果出现湿疹加重或者便血等情况应该暂停

D.为防止食物过敏，推迟辅食添加时间

(2)托育机构如果发现有孩子感染了幼儿急疹和风疹，应该采取什么措施?

(3)简述尿布皮炎预防照护要点。

(4)特应性皮炎是否一定和过敏有关? 简述你的理由。

实践实训

妞妞9个月，2周前吃了鸡蛋后面部和胸腹部起了很多红色的皮疹，边界不清楚，妞妞会用手去挠，看医生后建议暂时停吃鸡蛋，皮疹逐渐好转，昨天妈妈又给妞妞吃了少许鸡蛋，嘴唇周围和两颊又长了红色皮疹。

请问这可能是什么疾病? 并请根据妞妞的临床表现以小组为单位设计针对妞妞的个体性照护方案，包括照护活动的名称、人数、目标、准备、过程、注意事项、延伸，并做好登记。

推荐阅读

[1]林元珠，等. 实用儿童皮肤病学[M]. 修订本. 北京：科学出版社，2017.

[2]中华医学会皮肤性病学分会儿童皮肤病学组. 中国儿童特应性皮炎诊疗共识(2017版)[J]. 中华皮肤科杂志，2017，50(11).

[3]中华医学会皮肤性病学分会儿童学组，中国医师协会皮肤科医师分会儿童皮肤病专业委员会. 功效性护肤品在儿童特应性皮炎中的应用指南[J]. 中国皮肤性病学杂志，2020，34(9).

项目四

婴幼儿五官疾病预防与照护

项目目标

知识目标：

1. 掌握龋齿、疱疹性龈口炎、结膜炎、视力低下、急性中耳炎、耳道异物、鼻出血、急性鼻-鼻窦炎的识别、预防与照护，理解其病因与危害。

2. 了解龋齿的分类、疱疹性龈口炎的鉴别、结膜炎的分类、视力低下的种类、耳道异物的种类、急性鼻-鼻窦炎的分类。

技能目标：

1. 能识别龋齿、疱疹性龈口炎、结膜炎、视力低下、急性中耳炎、耳道异物、鼻出血、急性鼻-鼻窦炎并进行预防。

2. 能独立照护患有龋齿、疱疹性龈口炎、结膜炎、视力低下、急性中耳炎、耳道异物、鼻出血、急性鼻-鼻窦炎的婴幼儿。

情感目标：

以促进婴幼儿健康成长为关键，培养托育工作者对新生儿的爱心和耐心，运用一些常用的照护技能照顾和护理五官患有常见疾病的婴幼儿。

学习重难点

学习重点：

1. 掌握婴幼儿常见五官疾病的表现、识别婴幼儿常见五官疾病、婴幼儿常见五官疾病的照护；2. 能灵活应用婴幼儿五官疾病照护技能，能预防婴幼儿常见五官疾病。

学习难点：

1. 正确区分婴幼儿常见五官疾病；2. 婴幼儿常见五官疾病的急诊处理和系统照护。

思维导图

- 婴幼儿五官疾病预防与照护
  - 龋齿
    - 龋齿的分类
    - 龋齿的识别
    - 龋齿的预防与照护
    - 龋齿的送医时机
  - 疱疹性龈口炎
    - 疱疹性龈口炎的识别
    - 疱疹性龈口炎的预防
    - 疱疹性龈口炎的照护
    - 疱疹性龈口炎的送医时机
  - 结膜炎
    - 结膜炎的分类
    - 结膜炎的识别
    - 结膜炎的预防
    - 结膜炎的照护
    - 送医时机
  - 视力低下
    - 视力低下种类
    - 视力低下的识别
    - 视力低下的预防
    - 视力低下的照护
    - 送医时机
  - 急性中耳炎
    - 急性中耳炎的临床表现
    - 急性中耳炎的识别
    - 急性中耳炎的预防
    - 急性中耳炎的照护
    - 急性中耳炎的送医时机
  - 耳道异物
    - 耳道异物的种类
    - 耳道异物的识别
    - 耳道异物的预防
    - 耳道异物的照护
    - 耳道异物的送医时机
  - 鼻出血
    - 鼻出血的识别
    - 鼻出血的预防
    - 鼻出血的照护
    - 鼻出血的送医时机
  - 急性鼻-鼻窦炎
    - 急性鼻-鼻窦炎的分类
    - 急性鼻-鼻窦炎的识别
    - 急性鼻-鼻窦炎的预防
    - 急性鼻-鼻窦炎的照护
    - 急性鼻-鼻窦炎的送医时机

任务一

龋齿

任务描述

龋齿是婴幼儿口腔疾病中最常见的疾病之一。龋病不仅影响口腔咀嚼功能，严重者还会影响颌面骨和全身的生长发育、发音、颜面部美观和心理健康。学习掌握龋齿的识别、预防和照护方法，能够使照护者早期发现婴幼儿的龋齿并及时送医，降低患龋的概率，保护婴幼儿的口腔健康。

(1)小组讨论，完成工作表单1。

(2)阅读相关材料，完成工作表单2。

(3)分析材料，完成工作表单3。

(4)分析材料，完成工作表单4。

任务准备

(1)用物准备：一杯温白开水，牙刷或指套牙刷，儿童牙膏、牙线。

(2)照护者准备：与婴幼儿照护者沟通，解释婴幼儿照护的目的，征得其同意及配合。

(3)环境准备：安静整洁，光线充足，温、湿度适宜。

任务表单

工作表单1

龋齿的分类

请小组讨论龋齿的分类有哪些？

根据龋病程度分类	
根据龋齿部位分类	
根据发病情况和进展速度分类	

工作表单 2

龋齿的鉴别

龋坏与牙面色素沉着鉴别点：

龋齿

牙面色素沉着

工作表单 3

龋齿的预防

结合材料，思考龋齿的预防与日常照护：

小浩，男，2岁3个月，喜爱甜食，晚上喝奶后未刷牙即刻入睡，妈妈发现其多颗牙出现黄棕色缺损（如图所示）。

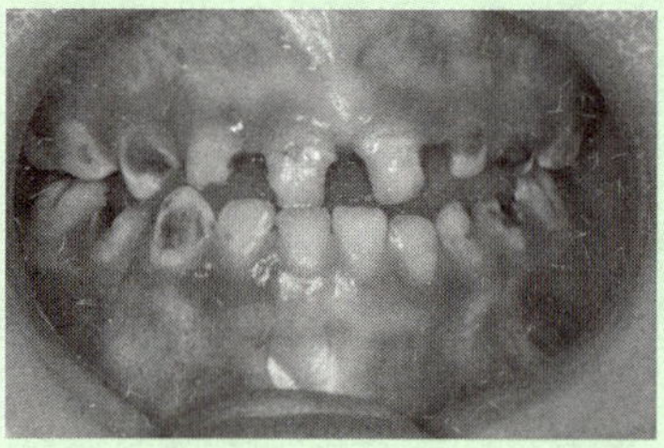

请问：

1. 小浩是患了什么口腔疾病？

2. 分析小浩患病的主要因素有哪些？

工作表单 4

龋齿的模拟操作

项目	具体照护内容
口腔清洁	
饮食	
就医	

工作表单 5

任务分析

任务包括识别、预防、照护三个重点，主要以小组讨论、小组操作与案例分析等方式进行。在任务中，需要学生提前进行相关资料的查阅并结合所示案例进行思考及设计，授课中教师应结合教学目标与内容，在学生现有基础之上将知识点进行梳理与补充，注意启发学生思考应对方法，其后进行点评和讲解，尤其是针对龋齿的识别以及口腔清洁的模拟操作。强调在模拟环境中进行预防或照护操作，并记录实施过程和结果。结合已有经验和参考权威文献，鉴别分析某些肯定或被认为与疾病相关的因素，从而进一步有针对性地采取预防措施，牢记送医的时机，以此提高学生理论知识与实践相结合的能力。

学习支持

牙齿组织的组成结构

1.龋齿的识别

(1)乳牙龋齿的定义

龋病俗称蛀牙、虫牙，是一种在以细菌感染、饮食因素、宿主因素、时间因素的共同作用下，牙体硬组织发生的慢性进行性破坏性疾病。

(2)乳牙龋病的分类

根据发病情况和进展速度分为：急性龋、慢性龋、继发龋。

根据损坏的部位分为：窝沟龋、平滑面龋、根面龋、线性釉质龋、隐匿性龋。

根据龋坏程度分为浅龋、中龋、深龋。浅龋：龋坏局限于釉质，在平滑面表现为白垩色或黄褐色斑块，窝沟处则呈浸墨状弥散浅洞，无自觉症状；中龋：龋坏达牙本质浅层，可见明显龋洞，对冷、热、甜、酸等外界刺激出现疼痛反应，当刺激源去除后疼痛立即消失；深龋：龋坏已达牙本质深层，一般表现为大而深的龋洞，对外界刺激反应较中龋更重，但刺激源去除后，仍可立即止痛，无自发性痛。如龋病没有得到及时治疗，可继续发展成为牙髓炎或根尖周炎，从而出现冷热刺激痛、自发痛、夜间痛、牙龈/面部肿胀等症状。

(3)龋病与牙面色素沉着鉴别诊断

表4-1 龋病与牙面色素沉着鉴别诊断

表现	龋病	牙面色素沉着
形态	腐蚀成斑块或洞状	没有龋洞，牙面较光滑
颜色	光滑面呈白垩色或黄褐色，窝沟处则呈浸墨状弥散	黑色斑点状，着色均匀，边缘清晰
质地	较软	较硬

乳牙患龋的因素、特点及危害

2.龋齿的预防和照护

表4-2　龋齿的预防和照护

项目	具体照护内容
口腔清洁	●避免致龋菌传播：唾液是致龋菌传播的载体，口腔致龋菌可能从照护者传染给婴幼儿，因此要给孩子准备单独的碗筷、水杯，看护人需保持良好的口腔卫生、不可将奶嘴或勺子放在自己口中试温后喂食 ●刷牙方法：(1)孩子牙齿萌出前，家长每天早晨及晚上临睡前在手指上缠绕湿润的纱布，轻轻擦拭按摩牙龈，这有利于保持口腔清洁，减少细菌滋生，按摩牙龈也可促进牙齿萌出。在这种过程中，家长可一只手抱住孩子，另一只手按摩牙龈。这样的方法不仅简单，而且还能为婴幼儿提供强烈的安全感。(2)当第一颗牙萌出后，家长需要开始帮助孩子刷牙，可以选择指套牙刷或选择刷毛硬度适中且适应孩子口腔大小尺寸的牙刷经湿润后使用。这个阶段需要由家长来帮助刷牙，采用圆弧法刷牙，让孩子咬住门牙，先刷前牙再刷后牙，张开口，再刷牙里面，让各个牙面都被刷到，每个部位牙面要刷5~10圈，每次刷牙要刷两到三分钟。晚上睡前刷牙后不再进食 ●刷牙姿势：刷牙时孩子及父母所采取的姿势常用的为膝对膝的姿势，即一个家长固定住孩子的身体，另一个家长相对而坐进行刷牙。注意为防止孩子身体活动需用手和肘来固定孩子。若只有单人照顾时，家长可坐在地板上，双腿前伸，将孩子置于双腿之间。孩子的头放在父母的大腿之间，家长用腿小心地控制住孩子的胳膊和腿。家长还可以站在儿童后侧面，用一只手轻托孩子的下颌，头部稍向上抬，握住孩子的手一起刷牙。在刷牙过程中应尽可能赞扬孩子 ●牙线：多颗牙齿萌出后，两牙间有邻面接触，家长要给孩子使用牙线，将滞留在牙缝中牙刷无法清除的食物残渣及软垢清除干净，预防邻面龋齿的发生 牙膏：当孩子能漱口时(约3岁)，每次刷牙可配合使用豌豆大小的含氟牙膏
食	●孩子到1岁左右建议断夜奶，尤其家里父母牙齿不好龋坏较多的孩子，建议上门牙萌出后即断掉夜奶，晚上睡觉前刷完牙不要再喝奶或进食任何东西。对于无法戒除夜奶者，可以在每次喂完奶后给孩子喝几口温水，减少奶在口腔内滞留时间 ●三餐以外可加两次辅食，上下午各一次，可选在三餐之间，零食尽量与加餐同时食用 ●定时定量集中时间完成喂食，切忌食物在口中长时间滞留不吞咽 ●少吃甜食，少喝碳酸饮料，多吃蔬菜水果等纤维素含量高、营养丰富的食物 若龋坏较深应遵医嘱避免进食过冷过热过硬食物
就医	●及时就医：当牙齿颜色形态改变：如牙齿出现白垩色斑块、黄褐色或黑色龋洞，进食时感觉疼痛不适，无明显诱因的牙齿自发疼痛，牙龈或面部肿胀，口腔出现异味时应及时到医院就诊 ●复诊：孩子应该在1岁之前做一次牙科检查，建立口腔健康档案。第一次的牙科就诊可以让孩子熟悉牙科就诊环境和医务人员，减少牙科治疗引发的焦虑。孩子应每6个月复诊一次，龋易感儿童应缩短间隔，每1~3个月复诊一次，及时发现并治疗龋病 ●局部使用氟化物：可视具体情况选择各种用氟方法，如含氟牙膏、含氟漱口水、含氟凝胶、含氟泡沫等。对龋病易感儿应定期用氟。儿童在完成龋齿的治疗后，对易感者应进行局部用氟的个性化预防 ●窝沟封闭：对龋有易感倾向儿童的年轻乳磨牙，可对其窄深的窝沟早期使用窝沟封闭剂封闭，预防窝沟龋的发生

任务评价

主题	内容	优秀	良好	一般	较差	很差
学习态度	能准时参加全部课程，按时提交作业，及时查阅教师上传的学习材料	5	4	3	2	1
专业知识	掌握婴幼儿龋齿的照护、送医时机及预防。理解婴幼儿龋齿的分类及易患龋因素。了解婴幼儿牙齿的组成结构、龋齿的危害、患龋特点	5	4	3	2	1
研讨精神	积极参与讨论，对其他人的发言能提出合理的分析和见解	5	4	3	2	1
团队协作	能很好地融入课堂小组讨论，共同推进学习进程	5	4	3	2	1
沟通交流	能够清晰准确地表达自己的观点，与他人交流时态度语气恰当	5	4	3	2	1
人文素养	能够关注医学人文知识，有意识地树立职业精神	5	4	3	2	1
信息素养	会检索常见的医学专业文献数据库，主动阅读医学文献	5	4	3	2	1
实践应用	对婴幼儿龋齿进行对症照护。能掌握婴幼儿龋齿易患龋因素并进行预防	5	4	3	2	1
自我小结						

任务二

疱疹性龈口炎

任务描述

通过学习疱疹性龈口炎的概念和识别，掌握预防和照护方法，能够早期发现及时送医从而控制疾病的发展，能够降低疾病的发生率，促进患儿口腔健康恢复。

（1）小组讨论，完成工作表单1。

（2）阅读相关材料，完成工作表单2。

（3）分析材料，完成工作表单3。

（4）分析材料，完成工作表单4。

任务准备

（1）用物准备：家庭常用护理工具、体温计、毛巾等。

（2）照护者准备：掌握照护相关知识，会使用体温计、提前和患儿及其照顾者沟通，取得他们的信任和理解。

（3）环境准备：安静整洁，光线充足，温、湿度适宜。

任务表单

工作表单1

疱疹性龈口炎的鉴别

疱疹性龈口炎通常须与哪些疾病进行鉴别？

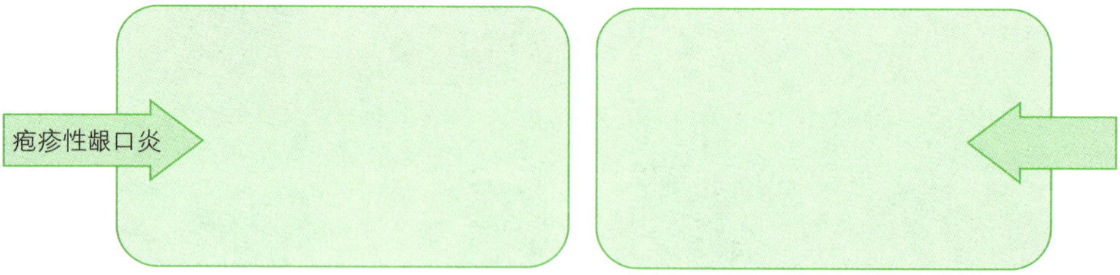

工作表单2

疱疹性龈口炎的识别

小萱，女，八个月，7天前因感冒突然发烧，服用退烧药等药物治疗后逐渐好转。3天前口腔内开始出现多个浅表溃疡，上覆盖黄色假膜，偶见个别针头大小的水疱，牙龈红肿，小萱哭闹、拒食、流涎。

1. 小萱是患了什么口腔疾病?

2. 识别的要点有哪些?

工作表单3

疱疹性龈口炎的预防

疱疹性龈口炎是婴幼儿常见的口腔急性感染性皮肤黏膜疾病。由单纯疱疹病毒引起,可通过口、呼吸道、皮肤黏膜等疱疹病灶处传播,患者常有与疱疹患者的接触史。患儿可出现流涎、拒食、烦躁不安、发热和牙龈黏膜大面积水疱和溃疡等症状。疱疹性龈口炎预后一般良好,但少数严重者可能会引起疱疹性脑膜炎。因此,疱疹性龈口炎的预防和照护是防止发生这些并发症的重要步骤。

工作表单4

疱疹性龈口炎照护的模拟操作

结合材料,思考疱疹性龈口炎的预防与日常照护:

项目	具体照护内容
衣	
食	
住	
行	
就医及用药	

工作表单5

任务分析

任务包括识别、预防、照护三个重点,主要以小组讨论、小组操作与案例分析等方式进行。在任务中,需要学生提前进行相关资料的查阅并结合所示案例进行思考及设计,授课中教师应结合教学目标与内容,在学生现有基础之上将知识点进行梳理与补充,注意启发学生思考应对方法,其后进行点评和讲解,尤其是疱疹性龈口炎的表现及照护重点。强调在模拟环境中进行预防或照护操作，并记录实施过程和结果。结合已有经验和参考权威文献，掌握就医时机及用药方法，以此提高学生理论知识与实践相结合的能力。

学习支持

1.疱疹性龈口炎的识别

疱疹性龈口炎是一种由单纯疱疹病毒I型（简称HSV-I）所致的急性感染性炎症皮肤黏膜疾病。多发于6岁前的儿童，特别是在出生后6个月至3岁的婴幼儿更为多见。

传染途径：主要通过飞沫、唾液及疱疹液直接接触传播，也可通过餐具和衣物间传播。

常见症状：潜伏期为4~7天，儿童发病多急骤。症状初期的时候，患儿有时会出现发热、头痛、唾液增多而流涎、拒食、烦躁不安、下颌下淋巴结肿大、压痛，咽喉部轻度疼痛等前驱症状。全身症状往往在出现口腔损害后逐渐消退。常见牙龈及腭黏膜充血、水肿、平伏而不隆起和界限清楚的红斑，随后形成圆形小水疱。簇集的水疱则融合成大面积溃疡面，如有继发感染，就可能覆盖有黄色假膜。患儿的症状随机体产生抗体而缓解。临床症状一般在7~14天逐渐消失。溃疡愈合后不留瘢痕。唇、口角、鼻、颏等区域通常在水疱发生前出现瘙痒、灼热与肿胀感。水疱破溃后形成黄色痂皮，痂皮脱落后可留有暂时性的浅黑色色素沉着，无继发性感染者不会留有瘢痕。

临床应与儿童易罹患的疱疹性咽峡炎和手-足-口病鉴别：

●疱疹性咽峡炎通常由A组柯萨奇病毒引起，通常会导致咽后壁病变，疼痛明显但不出血；与疱疹性龈口炎相比，该病起病更急、持续时间更短，主要发生于夏季和初秋。

●手足口病由多种A组与B组柯萨奇病毒引起，发生于春季和初夏。肢体病变常见于双侧（疱疹性龈口炎通常为单侧）。手足口病的皮疹常累及四肢，但亦可累及其他部位（如臀部、躯干、面部）。

2.疱疹性龈口炎的预防

●建立良好的口腔清洁习惯，出生后可用清洁柔软的纱布给孩子清洁口腔，牙齿萌出后用指套牙刷或适龄的牙刷清洁牙面。

●保证婴幼儿充分的哺乳或丰富的营养，饮食均衡。

●对出现本病的场合如托儿所、幼儿园进行严格消毒隔离。

3.疱疹性龈口炎的照护与送医时机

表4-3　疱疹性龈口炎的照护与预防

项目	具体照护内容
衣	衣服尽量选择轻薄、宽松、透气性好的棉质衣物。化纤类衣物因透气性差,同时对皮肤有一定的刺激性尽量避免使用。勤换、勤洗、勤晒衣物。根据环境温度和湿度随时增减衣物,以颈背部温暖干燥不出汗为宜,防止感冒
食	保持口腔清洁,勤喂水,禁用刺激性药物和食物,给予有营养价值且易消化的食物,饮食以微温或凉的流质或半流质为宜,以减少刺激
住	由于儿童初发者症状比较严重,因此在托儿所及幼儿园等儿童聚集的场所,一旦出现本病应立即做好消毒隔离工作。除隔离患儿外,尚需做到以下各点:衣服被褥暴晒,食具、玩具消毒,注意房间的良好通风换气,温度控制在20~26 ℃,有条件者,室内湿度保持在60%
行	保证患儿充分休息,根据季节、温度和婴幼儿年龄特点选择活动的时间、场地和项目
就医及用药	用药:症状较轻者以局部治疗为主。可给予消炎防腐类含漱液如0.1%氯己定溶液局部擦洗,喷洒西瓜霜、锡类散等。皮肤损害的治疗以保持洁净、防止感染、促使干燥结痂为主。若疱疹已破裂,且范围比较广泛时应采用湿敷。湿敷法可用6~8层纱布浸在复方硼酸液中,取出后即覆在病损表面,随时滴加该溶液,直至痂皮脱落为止。在无渗出液时可局部涂阿昔洛韦软膏。体温升高者给退热剂,必要时可考虑补液。在起病的72 h内,可口服核苷类抗病毒药物如阿昔洛韦控制感染 就医:出现发热、头疼、疲乏不适、全身肌肉疼痛甚至咽喉疼痛,口腔黏膜出现成簇小水疱,形成糜烂面积较大、有继发性细菌感染,患儿进食疼痛,恢复缓慢时,应及时就医

任务评价

主题	内容	优秀	良好	一般	较差	很差
学习态度	能准时参加全部课程,按时提交作业,及时查阅教师上传的学习材料	5	4	3	2	1
专业知识	掌握婴幼儿疱疹性龈口炎的预防和照护、送医时机。理解婴幼儿疱疹性龈口炎的临床表现。了解婴幼儿疱疹性龈口炎的病因和常用药物	5	4	3	2	1
研讨精神	积极参与讨论,对其他人的发言能提出合理的分析和见解	5	4	3	2	1
团队协作	能很好地融入课堂小组讨论,共同推进学习进程	5	4	3	2	1

续表

主题	内容	优秀	良好	一般	较差	很差
沟通交流	能够清晰准确地表达自己的观点，与他人交流时态度语气恰当	5	4	3	2	1
人文素养	能够关注医学人文知识，有意识地树立职业精神	5	4	3	2	1
信息素养	会检索常见的医学专业文献数据库，主动阅读医学文献	5	4	3	2	1
实践应用	根据不同类型疱疹性龈口炎进行相应的对症照护。能掌握婴幼儿疱疹性龈口炎的预防要点并落实	5	4	3	2	1
自我小结						

任务三
结膜炎

任务描述

结膜是覆盖眼球白色部分和眼睑内层的透明薄膜，也是富含免疫成分的透明血管膜，具有一定的预防感染的能力，但当这些防御能力减弱或者致命因素增强时，将引起结膜组织的炎症发生。结膜炎是婴幼儿时期的常见病、多发病，其发生与环境、卫生习惯、全身情况、免疫因素等有密切关系，发病率很高，有的种类传染性极强。结膜炎分急性期和慢性期，如果到了慢性期，治愈就很困难，并容易发生后遗症，所以，需要早期发现、早期照护，甚至早期隔离、早期治疗，避免发展为慢性期。

(1)小组讨论，完成工作表单1。

(2)结合案例，完成工作表单2。

(3)阅读材料，完成工作表单3。

(4)结合案例，完成工作表单4。

任务准备

(1)用物准备：婴儿眼模型、棉球，温开水，手消液/肥皂。

(2)照护者准备：掌握眼卫生、手卫生、房屋和日常用品卫生消毒等相关知识，与照顾者沟通，取得他们的信任、理解和配合。

(3)环境准备：环境卫生、安静整洁，光线充足，温、湿度适宜。

任务表单

工作表单1

小组讨论婴幼儿结膜炎有哪些常见类型？

工作表单2

结膜炎的识别

眼睛发红

蓝蓝昨天出去春游了，今天早晨醒来，眼睛就肿肿的，一直流泪，不停地揉着眼睛和鼻子，说痒痒，检查发现两只眼睛都没有黄色黏稠眼屎，只有清亮的泪水（扫码看彩图）。请问蓝蓝怎么啦？

蓝蓝患了什么疾病？依据是？

黄色分泌物

红红昨天去游泳馆游泳，今天清早醒来就开始哭，睁不开眼，不敢看灯，要求关灯。检查发现眼睛发红、眼角和眼睫毛全是大量的黄色分泌物（扫码看彩图）。请问红红怎么啦？

红红患了什么疾病？依据是？

工作表单3

结膜炎的预防

希希妈妈的一只眼睛发红，感觉有异物感，并且有较多黏性分泌物。妈妈也没太在意，认为自己休息不好，时不时用手揉揉眼睛，用纸擦擦分泌物，然后继续和希希一起玩搭积木，一起吃水果，一起看绘本……中午的时候，希希妈妈发现希希的两只眼睛也开始红了。

1. 如果你是希希妈妈，早上发现自己眼睛有问题的时候，应该怎么做才能避免希希被传染（预防）？

2. 现在希希的眼睛红了，应该怎么预防其加重？

工作表单4

工作表单5

结膜炎的照护

结合材料，思考以下问题：

材料1：天天，男，2岁，昨天周末，妈妈带天天去游乐园玩滑滑梯，回来的路上天天就睡着了，妈妈不忍心把他叫醒，用干手巾轻轻擦了下脸和手，就直接放床上了。今天晨起爸爸发现天天双眼发红，表面有很多黄色分泌物，赶紧去医院就诊，明确为感染性结膜炎，请问接下来如何照护天天？

项目	感染性结膜炎的照护操作要点
衣	
食	
住	
行	
就医及用药	
其他注意事项	

材料2：华华，男，2.5岁，托育机构的老师们带着孩子们排队看公园里的桃花，午睡起床后，华华就开始揉眼，流眼泪，老师一看华华的眼睛发红了，也肿了，赶紧带着华华去医院，还给华华妈妈打了电话，华华妈妈说华华前几天曾被诊断为过敏性鼻炎，但变应原不清楚。最后医生诊断华华为过敏性结膜炎。请问如何照护华华？

项目	过敏性结膜炎的照护操作要点
衣	
食	
住	
行	
就医及用药	
其他注意事项	

任务分析

任务包括结膜炎的分类、识别、预防和照护四个重点，主要以小组讨论、案例分析、材料阅读与小组操作实践等方式进行。在任务中，需要学生提前进行相关资料的查阅并结合所示案例、材料掌握结膜炎的临床特点和预防照护要点，并能完成工作表单内容，也需要教师结合教学目标与内容，在学生现有基础之上理清不同结膜炎的鉴别要点，总结不同结膜炎的照护操作重点和注意事项,强调严重情况的早期识别和及时就医,以此提高学生理论知识与实践相结合的能力。

学习支持

1.定义及分类

结膜炎是一个统称,由多种病因导致,表现为结膜充血和分泌物增多,单眼或双眼同时/先后发病,常分为感染性和非感染性两类。

感染性结膜炎:由病毒、细菌、衣原体等感染所致的结膜炎,传染性极强,婴幼儿期以细菌性结膜炎为主,尤其以肺炎链球菌和流感嗜血杆菌常见。急性期感染性结膜炎婴幼儿须在家隔离休息和治疗,避免到托育机构或公共区域,避免发生群体感染事件。

非感染性结膜炎:以局部或全身的变态反应引起的过敏性炎症最常见,外界的理化因素,如光、各种化学物质也可成为致病因素。外界刺激如风沙、烟尘、紫外线、药品、硫酸、石灰等化学物质导致的结膜炎,均不具有传染性。过敏性结膜炎具有明显的季节性,多发生在花粉飘散的季节,比如每年的4~10月份。

继发性结膜炎多由角膜、巩膜、眼睑、泪器、鼻腔等组织发生炎症蔓延至结膜所致。

其他类型的结膜炎:全身疾病相关性结膜炎、不明原因性结膜炎等。

2.结膜炎的识别

婴幼儿由于自身发育水平,常无法准确描述自己的症状,多数是依靠家长观察到孩子有揉眼、眨眼、眼红、畏光、流泪、分泌物多等临床表现。常见体征:结膜充血、滤泡、乳头增生、结膜水肿、假膜、真膜、耳前淋巴结肿大等。

感染性结膜炎一般与全身情况及手卫生有关,如全身感染性疾病及免疫系统异常,常见眼部症状主要包括:眼红、分泌物多、流泪、眼卡,如累及角膜,可伴有畏光、眼痛、不睁眼等症状,部分可出现耳前淋巴结肿大表现。查体可有睑结膜充血水肿、滤泡,部分患者可伴有球结膜充血水肿表现,结膜囊大量分泌物,严重病例可出现睑结膜伪膜,须及时去医院取伪膜,部分患者角膜可受累出现角膜水肿、角膜上皮脱落等表现。细菌性结膜炎不及时治疗,可导致严重的眼睛或视力受损。病毒性结膜炎一般1~2周自行消退。

变应性结膜炎可伴有全身其他过敏性疾病,如湿疹、哮喘等。常见表现可有揉眼、眨眼、眼睑水肿、部分可有黏丝状分泌物等表现,体征可有眼睑水肿、结膜充血水肿、黏丝状分泌物、乳头等。

表4-4 三种结膜炎的表现和预后

分类	主要症状	分泌物/细胞类型	
细菌性结膜炎	1.眼睛发红 2.眼睛瘙痒(轻或无) 3.眼皮肿胀(中度) 4.眼睛有黄绿色分泌物 5.眼睛对光敏感	脓性/多核白细胞	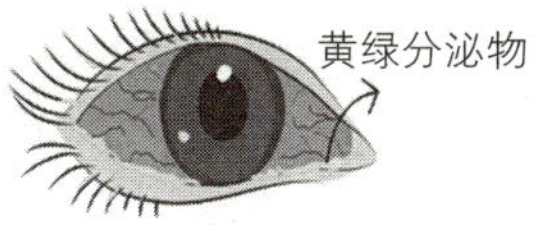
病毒性结膜炎	1.眼睛发红 2.眼睛瘙痒(轻或无) 3.眼皮肿胀(无或轻度) 4.眼泪水过多	清晰的/单核细胞	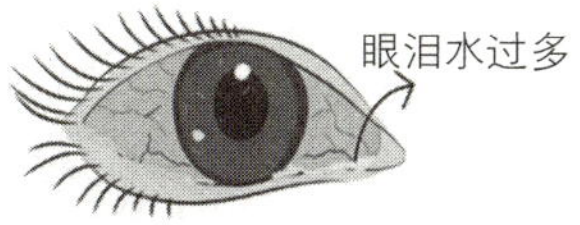
过敏性结膜炎	1.眼睛发红 2.眼睛瘙痒(重) 3.眼皮肿胀(中到重度) 4.眼泪水过多	清晰的/黏液性的/丝状/嗜酸细胞	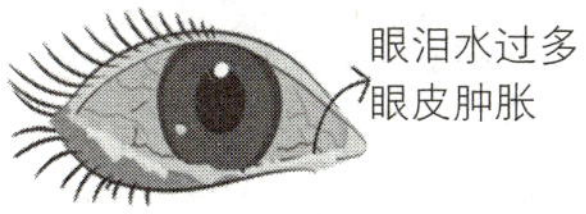

3.结膜炎的预防

病毒性和细菌性结膜炎具有传染性,患者的眼睛、鼻子、喉咙的分泌物都带有病毒或细菌,可通过触摸、咳嗽或打喷嚏传递给其他人,被污染的手指或物体、水或毛巾也会将病毒或细菌带给他人。所以,一定要远离眼结膜炎患者避免被传染。结膜炎患者也应避免自己的患眼和正常眼反复交叉感染。

感染性结膜炎的预防措施:保持良好的卫生习惯,如勤洗手,经常用肥皂和温水洗手,加强手卫生;使用干净的毛巾,不与人共用面巾,毛巾注意高温消毒;不揉眼,也不揉擦或触碰感染的眼睛;不与人共用眼部化妆品,不去卫生消毒不好的公共泳池,戴密封性能好的泳镜;增强体质,均衡膳食,提高免疫力等。

过敏性结膜炎的预防措施:对于有过敏家族史的婴幼儿,提倡纯母乳喂养、避免生活环境过度清洁、避免暴露在香烟污染环境,注意皮肤黏膜屏障完好,加强保湿,注意均衡膳食,规律生活,养成良好用眼卫生习惯即可。如果已经有特应性皮炎、食物过敏、过敏性鼻炎或过敏性哮喘的婴幼儿,需要尽力找出变应原,避免接触变应原,以预防免疫系统过度异常诱发其他过敏性疾病如过敏性结膜炎发生。

4.结膜炎的照护

一旦发生了结膜炎,需要照护者给予积极的有效的照护处理。首先需要积极就医,明确结膜炎的类型,是感染性还是过敏性结膜炎,明确感染源或变应原后立即避免接触。

(1)细菌性/病毒性结膜炎

医护人员照护目标:避免将感染原借自己的手或检查设备传播给下一个患儿。

医护人员照护要点:

①应该遵循标准的感染控制流程进行检查和诊疗。

②使用消毒擦手液勤洗手,按照手卫生正确洗手。

③检查患者后消毒使用过的设备。

患者照护目标:加强隔离减少交叉感染,同时减少自身感染。

患者照护要点:

①急性期最好待在家中几天,严重者可能需要在家中隔离数周,远离人员密集的地方。家中的玩具、用具、地面都要进行消毒。

②积极处理分泌物:先用流动的清水洗净双手,然后用消毒棉签或棉球蘸温水轻轻擦拭(闭上眼),从内往外一个方向擦。要注意的是消毒棉签棉球不要重复利用以免造成二次感染。并用温热、潮湿的毛巾湿敷以清除较硬的干性分泌物。

③触摸眼睛或鼻腔分泌物后,使用消毒擦手液和/或彻底洗手。

④触摸受感染的眼睛后,避免触摸未感染的眼睛,不能遮盖眼睛。

⑤避免共享毛巾或枕头。准备专用的毛巾和手帕,每次用过之后都要在开水中煮5~10 min进行消毒。

⑥避免在泳池中游泳,加强泳池的卫生消毒。

⑦病毒性结膜炎患儿:采用冷敷(用)减轻肿胀、不适和刺激感,切记要用凉毛巾或冷水袋,避免热敷,因为宝宝眼睛局部温度升高会增加分泌物,进而使症状加重。滴"人工泪液"等润滑型眼药水可缓解不适,如症状严重已引发视物模糊和光敏感,则采用皮质类固醇滴眼液辅助。

⑧细菌性结膜炎:使用抗生素滴眼剂或软膏治疗7~10天。

(2)变应性结膜炎

照护要点:

①局部予以冷敷、冰敷。

②局部用抗过敏眼液缓解症状。

③检查变应原,脱离环境变应原,必要时可考虑脱敏治疗。

④平时尽量减少变应原的接触。

⑤保持居家环境的清洁,必要时可采取脱敏处理。

表 4-5　结膜炎常用照护措施

项目	照护操作要点
衣	加强手卫生宣传，勤洗手，勤洗衣服，避免用衣服去擦拭眼睛、鼻子，避免接触感染的衣物，定期消毒毛巾、衣物，保持清洁
食	清淡饮食，不挑食，营养均衡，少吃甜食、油腻的食品，多吃新鲜的蔬菜水果，避免接触被其他患者接触过的食物或食具
住	床单、被褥勤换勤晒，注意除螨，保持居家环境的清洁干燥，环境保持通风，急性期待在家中，定期对住房、设备卫生消毒
行	健康时多户外活动，每天 2 h 以上，多参加体育锻炼。急性期避免去人多的地方，不到公共泳池游泳
就医及用药	结膜炎患儿如眼部分泌物多不能睁眼，须及时就医；清洗眼睑，清洗分泌物，冷敷眼睛，或用人工泪液、抗生素滴眼剂或软膏、抗过敏眼药水

5.结膜炎的送医时机

一旦患儿症状持续2天无好转或持续加重，出现以下情形，都应该立即就医。

①眼睛剧痛。

②视力模糊不清或视力下降。

③眼睑重度肿胀，眼睛周围红肿明显且有触痛。

④持续眼痒、异物感、流泪、怕光、分泌物越来越多。

⑤出现发烧而且一般情况差。

⑥甚至角膜里出现白点持续不掉。

任务评价

主题	内容	优秀	良好	一般	较差	很差
学习态度	能准时参加全部课程，按时提交作业，及时查阅教师上传的学习材料	5	4	3	2	1
专业知识	掌握结膜炎的分类、识别、预防与照护，了解结膜炎的送医时机	5	4	3	2	1
研讨精神	积极参与讨论，对其他人的发言能提出合理的分析和见解	5	4	3	2	1
团队协作	能很好地融入课堂小组讨论，共同推进学习进程	5	4	3	2	1
沟通交流	能够清晰准确地表达自己的观点，与他人交流时态度语气恰当	5	4	3	2	1

续表

主题	内容	优秀	良好	一般	较差	很差
人文素养	能够关注医学人文知识，有意识地树立职业精神	5	4	3	2	1
信息素养	会检索常见的医学专业文献数据库，主动阅读医学文献	5	4	3	2	1
实践应用	能区别感染性结膜炎与变应性结膜炎的症状、给予合理照护	5	4	3	2	1
自我小结						

任务四
视力低下

任务描述

视力低下是指裸眼远视力小于5.0。各种屈光不正和眼病，如近视、远视、散光、斜视和弱视等均可造成儿童的视力低下。屈光不正和斜视是婴幼儿期的常见病，如不及时矫正，可发展成弱视、复视等并发症，严重影响儿童的身心健康。通过对本任务的理论知识和实操学习，学生须掌握导致视力低下的常见屈光不正和斜视的定义、种类、症状、照护和预防。

(1)小组讨论，完成工作表单1。

(2)结合案例，完成工作表单2。

(3)阅读材料，完成工作表单3。

(4)结合案例，完成工作表单4。

任务准备

(1)用物准备：婴儿模型、眼球模型、视力表、凳子、电筒、遮盖板等。

(2)照护者准备：掌握眼卫生、手卫生、房屋和日常用品卫生消毒等相关知识，与照顾者沟通，取得他们的信任、理解和配合。

(3)环境准备：环境卫生、安静整洁，光线充足，温、湿度适宜

任务表单

工作表单1

视力低下种类

屈光不正、斜视和弱视等均可造成儿童的视力低下。

小组讨论屈光不正的分类？

小组讨论斜视的分类？

工作表单2

视力低下的识别

美美，5月龄了，爸爸妈妈都觉得孩子有点“对眼”，头型还也有点扁，因此来到了医院。

美美有问题吗？需要做检查吗？

小芳，8月龄了，刚从农村姥姥家回到城里妈妈家。妈妈带着小芳去做眼睛体检，结果显示：

右眼（R）：+2.25/+1.50×92，即远视225度，散光1050度，散光的轴位为92度方向

左眼（L）：+2.75/+1.25×74，即远视275度，散光125度，散光的轴位为74度方向

小芳有问题吗？依据是什么？

工作表单3

视力低下的预防

贝贝现在1岁，目前眼睛检查检查，但是小李妈妈高度近视，爸爸高度近视，一直很担心孩子会近视，今天专门到眼科咨询。请医生给出预防建议。

如何预防？

丹丹，32周早产，有出生后吸氧史，未进行眼底筛查，未补充维生素A、维生素D，现在已6月龄，医生开了视力检查单子，丹丹妈妈不太愿意，觉得孩子眼睛很好，没必要检查。

作为医生，请给出您的意见及原因？

工作表单4

视力低下的照护

结合材料，思考以下问题：

材料1：小花，女，2.5岁，妈妈发现她经常喜欢斜眼看东西，特别是看电视的时候明显。爸爸带着小花看了医生，被诊断为先天性内斜视伴中度远视。请给出照护要点。

项目	内斜+中度远视的照护操作要点
衣	
食	
住	
行	
就医及用药	
其他注意事项	

工作表单5

材料2：丽丽，2岁，34周早产，1~2岁期间，妈妈偶尔发现丽丽眼睛有点外斜，平常看起来没有问题，所以，就没去眼科检查。但是近2个月来，妈妈发现丽丽眼睛外斜的时候变多了，如果碰到大太阳，丽丽经常会闭上一只眼睛，于是她准备看医生。

项目	间歇性外斜的照护操作要点
衣	
食	
住	
行	
就医及用药	
其他注意事项	

任务分析

任务包括屈光不正概念及斜视的常见分类，主要以小组讨论、材料阅读与案例分析等方式进行。在任务中，学生需要提前进行相关资料的查阅并结合所示案例完成任务的设计，教师需要结合教学目标与内容，在学生现有基础之上将屈光不正的概念、各类型斜视的判断等知识点进行梳理与补充，并进行讲解，然后在真实或模拟的环境中进行照护操作，结合已有经验知识给出屈光不正、斜弱视患儿正确照护操作的注意事项，以此提高学生理论知识与实践相结合的能力。

学习支持

一、屈光不正

正常屈光是指光线从一种透明介质进入另一种不同密度的介质时，光线将发生偏折的现象。当我们在看一个物体的过程中，物体反射的光可以被眼睛的角膜和晶状体折射并聚焦于视网膜上，然后获得清晰的图像。

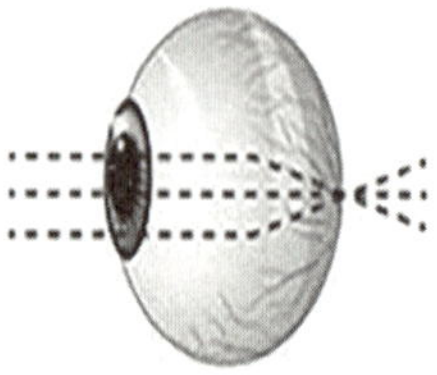

图4-3　正常视力

屈光不正则是自然光学系统未能将光学图像聚焦在视网膜上时，分为3类：近视、远视和散光。其发生发展的原因可由先天遗传和后天环境造成。婴幼儿正常情况各年龄阶段有相应的远视储备，如远视储备偏低，可能比较容易近视，需要加强用眼指导。

1.近视的定义、预防和照护

定义：眼屈光力过强时会发生近视，常见于眼球前后径相对于角膜和晶状体的屈光力过长时，图像焦点位于视网膜之前，到达视网膜的图像则变得模糊。也即眼睛看近处物体清楚，看远处物体模糊。儿童近视的年龄越小，成年后高度近视的可能性越大。近视的度数通常在5~15岁期间迅速增加，直到20多岁才逐渐稳定。高度近视会增加患视网膜脱离、白内障和青光眼的危险。

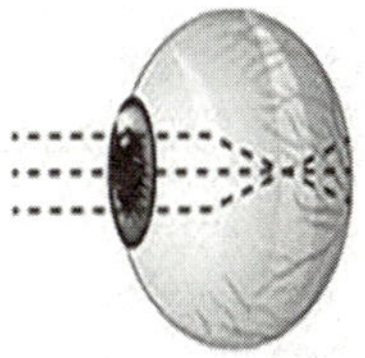

图4-4　近视

症状：眼睛疲劳、紧张、头痛、皱眉、眯眼、视力模糊。

预防：近视的危险因素包括早产儿视网膜病变和高度屈光不正的家族史。预防近视的策略包括：

(1)2岁内不看电视、手机等电子产品，2岁后每次不超15 min，全天不超过1 h，需减少电子产品使用、减少近距离用眼。

(2)多户外活动，保证白天2 h以上，多探索和发现大自然奇观。

(3)经常休息眼睛。在做近距离工作或使用电脑屏幕时，每20~30 min后眺望远处。

(4)在自然光线下或良好的光线下阅读。

(5)不躺着或在移动的车辆里阅读

(6)定期参与眼保健检查

屈光参差的定义、预防和照护

照护：延缓近视进展的策略包括：

(1)建立和保持预防近视的良好用眼习惯。

(2)增加户外活动时间是减缓其进展的简单方法，每日增加40 min室外活动，就可降低近视累积发病率10%。

(3)阿托品滴眼液可有效减缓近视进展。低剂量优于高剂量，且视觉副作用少。

(4)角膜塑形术——近视者在睡眠期间佩戴硬质角膜接触镜。

(5)多焦镜片可轻度减缓近视进展。

(6)凹透镜可矫正近视。轻度近视往往不需矫正。但无论近视程度如何，只要干扰到儿童的教育或社会功能，均应矫正。高度近视（约>5Ds）应予以矫正，即使看似无症状，因为存在发展为双侧屈旋光性弱视的风险。

（7）如婴幼儿期有高度近视，需做眼底检查，排除眼底疾病。

2.远视的定义、预防和照护

定义：与近视相反，在眼屈光力过弱时发生。相对于角膜和晶状体的屈光力，远视眼的眼轴过短，图像焦点位于视网膜后面，图像到达视网膜时成像模糊，即眼睛看远处物体模糊，看近处物体更模糊。轻度远视是婴儿和儿童的正常屈光状态。大多数轻度远视患儿不需要屈光矫正。高度远视与弱视和调节性内斜视相关，需要重点照护。

症状：眯着眼看得更清楚，视力模糊，头痛，眼睛疲劳和紧张。

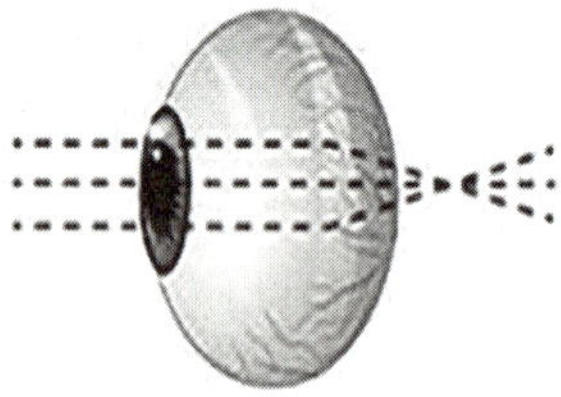

图4-5　远视

预防和照护：

（1）避免过度用眼降低远视储备。

（2）多做眼球活动，多休息放松眼睛。

（3）轻度远视通常不需要光学矫正。

（4）低度和中度远视可由患者通过调节来克服，且低度远视在婴幼儿中常见。

（5）使用凸透镜可矫正远视。

（6）无症状的较高度对称性远视（>4.00Ds）患儿可能需要矫正，因可能引起屈旋光性弱视和/或调节性内斜视。患儿有症状时，无论远视程度如何可能都需矫正。

（7）如发现婴幼儿期有高度远视需做眼底检查，排除眼底疾病。

3.散光的定义、预防和照护

定义：眼的光学系统不完全呈球面时会发生散光。多因角膜曲度不均匀导致平行光线通过眼球后无法聚于一点。散光可能伴随近视或远视。临床表现是无论看近处物体还是看远处物体，视觉都是模糊的。也就是说无论看哪里，眼睛都对不上焦。散光可能伴随近视或远视。中度及以上散光患儿的近视力和远视力都下降。散光的主要原因是遗传，如果宝宝的直系亲属中有散光的，那么宝宝发生散光的概率就会增大，也有一些后天的因素会导致散光的发生，例如外伤、手术压迫引发的后遗症等。

症状：宝宝看东西时眯眼睛，看电视时总是凑得很近，看东西时歪头，挤眼镜，容易视疲劳，看书或看电视时间长一点就会说头疼，眼睛累。

预防：大部分散光都是先天原因导致的，无法预防，但可早发现早治疗。由于散光容易导致视觉疲劳，而且超过100~150度的散光容易导致弱视，所以，需要做好如下预防：

（1）宝宝看书时光线要充足，看书姿势要正确，眼睛与书本的距离要保持在30~40 cm。

（2）不要在摇晃的车上看书，更不要躺着看书。尽量选择字体较大的书籍。

（3）连续看书或者看电视不要超过30 min。

（4）多看远处，多看绿色。

照护：

（1）做好散光家族史阳性婴幼儿的视力定期随访。

（2）散光通过柱镜矫正。

（3）有症状患儿和程度较高的无症状患儿（即约>1.5~2.0Ds）进行矫正。

（4）随患儿年龄增长和视力需求增加，应放宽矫正散光的门槛。

二、斜视

斜视是描述眼位异常的术语，指两眼不能同时注视目标，可发生于单眼或双眼，可发生于任何方位，是由控制双眼运动的肌肉异常导致，存在家族遗传。除了影响美观外，还会导致弱视及双眼单视功能不同程度地丧失。早期治疗斜视可在矫正眼位、恢复外观的基础上，促进视力发育和双眼视觉功能的建立。斜视的发生率为2%~4%。斜视有很多分类，包括共同性斜视和麻痹性斜视；水平斜视、垂直斜视、旋转斜视或这些类型的组合；显斜、隐斜等分类。隐斜视是一种潜在的眼位偏斜，能在融合控制下保持双眼单视，是潜在的眼外肌与神经反射的不平衡状态，分为外隐斜、内隐斜、上隐斜、旋转隐斜。

临床表现：双眼无法看向同一方向或一直运动，可能一直存在或仅在疲劳时候存在。新生儿有时会存在斜视，属于正常现象，需要至少数周时间来学会聚焦双眼。但如新生儿总是或大多数时间存在斜视，或在4月龄后仍有斜视，则提示患病。家长有时会因儿童眯眼或者遮住一只眼睛注意到斜视。除非较严重，隐斜视很少引起症状。如果它们确实引起症状，则隐斜视通常会引起眼疲劳。

1.斜视的分类

（1）内斜视。眼位向内偏斜。先天性内斜视的偏斜角度通常很大。后天性内斜视分为调节性与非调节性，调节性内斜视常发生在2～3岁婴幼儿，常会伴中高度远视，或是异常地调节内聚力与调节比率。内斜视对婴幼儿视功能发育影响较大。在排除眼底病变及头颅病变的前提下，散瞳验光后一般需要配矫正眼镜，如合并弱视，也需要治疗弱视，若双眼视力平衡，戴镜后仍有内斜视，则可能需要手术治疗，术后可能还需要视功能训练。

(2)外斜视。眼位向外偏斜，一般可分为间歇性与恒定性外斜视，儿童相对少见。间歇性外斜视因患者具有较好的融像能力，大部分时间眼位可由融像能力维持在正常位置，只有偶尔在阳光下或疲劳走神的时候，才表现出外斜的眼位。有些儿童还表现为在强烈的太阳光下常会闭一只眼睛。间歇性外斜视常会发展成恒定性外斜视。

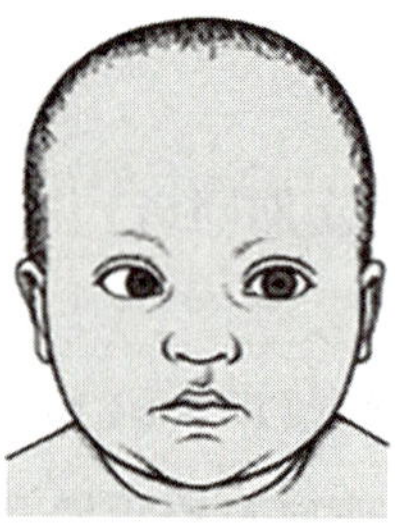

图4-6 内斜

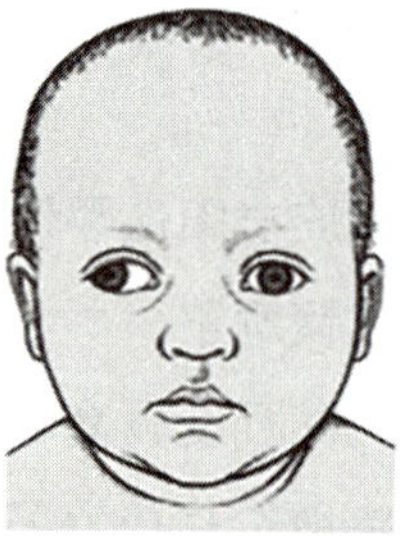

图4-7 外斜

(3)上下斜视。眼位向上或向下偏斜，比内斜视和外斜视少见，上下斜视常伴头部歪斜，即代偿头位。显斜引起弱视的可能性更大，弱视是指在视力发育的关键期废用或误用某只眼导致该眼视力的功能性下降。隐斜很少引起弱视。也要排除如视网膜母细胞瘤可危及生命的知觉性斜视。

对于婴儿，真性斜视须与假性斜视及婴儿期眼不稳定相鉴别。

(1)婴儿期眼不稳定是指正常新生儿出生后几个月内常常偶发的不稳定眼位。

(2)假性内斜视：最常见的假性斜视。由于宽鼻梁或内眦赘皮掩盖了鼻侧巩膜导致的视错觉，可以通过角膜映光法和遮盖试验以及遮盖/去遮盖试验证实正常的眼位。

(3)假性外斜视：最常见于早产儿视网膜病变、血管异常、脉络膜炎、黄斑瘢痕和其他周边视网膜病变。也可通过遮盖/去遮盖试验和交替遮盖试验来鉴别。

2.斜视的预防与照护

预防：

(1)重点关注如下斜视高危儿，做好定期视力监测，如有异常，尽快转诊。

①斜视家族史。

②早产和/或低出生体重。

③其他眼病，远视、屈光参差、弱视、视觉剥夺，如早产儿视网膜病变、角膜瘢痕、白内障、严重上睑下垂、视网膜母细胞瘤等可诱发斜视。

④部分神经肌肉疾病，如脑性瘫痪和肌营养不良。

（2）做好定期眼保健，加强头位、眼位观察，定期接受视力、屈光度、眼外肌运动、角膜映光试验、遮盖试验、遮盖/去遮盖试验以及同时红光反射试验等眼部检查。

照护：

斜视照护原则：取决于病因和类型。如先天性婴幼儿内斜视、调节性内斜视、下斜视和上斜视需要早期诊疗。

眼科医生询问：斜视的发作时间（如婴儿早期）、头或眼部创伤史、毒素或药物暴露、斜视的持续时间和严重程度、斜视是恒定性还是间歇性，以及其他症状（例如头痛、异常头位、复视和眼疲劳）。

眼科医生全面检查：包括视功能、瞳孔反应、眼睑位置、眼外肌运动（单/双眼协同运动）、角膜映光试验、遮盖试验、遮盖/去遮盖试验以及同时红光反射试验。对患儿进行散瞳验光来确定是否需要屈光矫正。

照护方法：

（1）改善双眼视觉（立体视觉），避免视力障碍。

①斜视的初始治疗是针对视力障碍。

②配框架眼镜或角膜接触镜矫正，让双眼平行运动、协同工作。

③对优势眼采用遮盖疗法、药物或光学压抑来治疗弱视。

④手术处理阻挡视轴的疾病（如白内障、上睑下垂和血管瘤）。

（2）改善眼位，包括立体视觉。

定期随访观察：若斜视偏斜度较小、呈间歇性且控制良好，经证实存在融像功能和立体视觉，可以由眼科医生定期随访观察，定期监测斜视并发症。

①弱视（发生于多达一半的较年幼斜视儿童）。

②复视（通常见于≥9岁的获得性斜视患者）。

③继发性眼外肌挛缩、限制眼外肌运动和双眼视野。

④不良的社会心理影响和职业影响。

内科治疗：非手术干预，包括佩戴框架眼镜或角膜接触镜、棱镜治疗、滴缩瞳剂控制调节功能、遮盖疗法和视觉训练。

外科治疗：手术干预。包括眼外肌后徙术、切除术和转位术等。一般来说，斜视手术恢复快，很少出现严重并发症。有时有呕吐、暂时性出血和复视，常在几天后就会消失。局部抗生素治疗后很容易康复。感染的警示体征：结膜和眼睑明显水肿和充血、视力下降和脓性分泌物，以及偶有疼痛。儿童出现这些表现时应紧急送至眼科。

3. 送医时机

如果婴儿和儿童存在下列任何表现，则应转诊眼科评估，眼科医生进行全面检查，包括散瞳验光来确定是否需要屈光矫正。

（1）任何年龄存在恒定性斜视。

（2）4~6 月龄后存在间歇性显斜。

（3）4 月龄后持续存在内斜视。

（4）角膜映光试验或遮盖试验显示有斜视。

（5）同时红光反射试验显示双瞳孔表现不对称。

（6）斜视随注视位的改变而改变（非共同性斜视）。

（7）不能用肌肉骨骼病变来解释的斜颈。

（8）主诉复视或视疲劳（近距离用眼即阅读后眼疲劳）。

（9）父母担心孩子的眼位有问题。

表 4-6　视力低下常用照护措施

项目	照护操作要点
衣	保持衣物整洁，注意保暖
食	营养均衡，少吃甜食、油腻的食品，多吃新鲜的蔬菜水果
住	环境明亮，光线好，不在光线差的地方看书、写字、画画，减少电子产品、电脑等运用
行	多户外活动，每天 2 h 以上，增强体质
就医及用药	如小孩看东西时出现异常表现，例如歪头、斜眼、眯眼视物，或“对眼”“漂眼”等，需及时就医

任务评价

主题	内容	优秀	良好	一般	较差	很差
学习态度	能准时参加全部课程，按时提交作业，及时查阅教师上传的学习材料	5	4	3	2	1
专业知识	掌握屈光不正的识别、预防与照护，了解斜弱视的判断标准和送医时机	5	4	3	2	1
研讨精神	积极参与讨论，对其他人的发言能提出合理的分析和见解	5	4	3	2	1

续表

主题	内容	优秀	良好	一般	较差	很差
团队协作	能很好地融入课堂小组讨论,共同推进学习进程	5	4	3	2	1
沟通交流	能够清晰准确地表达自己的观点,与他人交流时态度语气恰当	5	4	3	2	1
人文素养	能够关注医学人文知识,有意识地树立职业精神	5	4	3	2	1
信息素养	会检索常见的医学专业文献数据库,主动阅读医学文献	5	4	3	2	1
实践应用	能区别内斜视、外斜视	5	4	3	2	1
自我小结						

任务五

急性中耳炎

任务描述

儿童急性中耳炎是指细菌和(或)病毒等病原体经咽鼓管直接进入鼓室引起中耳腔黏膜感染,通常继发于普通感冒,在48 h内发病,病程不超过12周。国外文献报道5岁以下的儿童90%曾发生过急性中耳炎,20%的儿童有2次以上急性中耳炎病史,发病率仅次于上呼吸道感染。急性中耳炎导致耳痛剧烈,听力下降,感染严重或未及时治疗会引起急性化脓性中耳炎,严重者甚至可致颅内感染。通过本任务的学习,掌握急性中耳炎的预防及初步处置。

(1)小组讨论,完成工作表单1。

(2)阅读相关材料,完成工作表单2。

(3)分析材料,完成工作表单3。

(4)分析材料,完成工作表单4。

任务准备

(1)用物准备:家庭常用喷雾型等渗海盐水、布洛芬、左氧氟沙星滴耳液等。

(2)照护者准备:掌握照护相关知识,会使用左氧氟沙星滴耳液滴耳、提前和患儿及其照顾者沟通,取得他们的信任和理解。

(3)环境准备:安静整洁,光线充足,温、湿度适宜。

任务表单

工作表单1

急性中耳炎的临床表现

小组讨论急性中耳炎的临床表现有哪些?

工作表单2

急性中耳炎的识别

学习如下案例，思考如何根据婴幼儿的症状识别急性中耳炎。

（1）凌晨4岁宝宝诉耳痛难忍，不能入睡，大哭大闹，此时须警惕哪种疾病？

（2）6岁童童上呼吸道感染鼻阻流涕，妈妈经常捏住双侧鼻腔擤鼻涕，入睡后耳痛难忍，我们须考虑何种疾病？

急性中耳炎的识别要点：

工作表单3

急性中耳炎的预防

急性中耳炎是儿童最常见的耳鼻喉科急诊，急性中耳炎这个疾病本身通常不会对婴幼儿造成严重的不良后果，但也有少数上呼吸道感染可能发生各种严重并发症，造成不良后果。急性中耳炎没有及时医治，炎症加重鼓室腔脓液，可能会发生鼓膜穿孔，外耳道有脓液溢出；此外，急性中耳炎渗出液的产生，形成中耳腔积液，严重者形成胶耳影响听力，则需手术行鼓膜置管治疗，改善听力。因此，急性中耳炎的预防是防止发生这些并发症的重要步骤。通过以下案例，思考如何预防婴幼儿急性中耳炎？

贝贝读2年级，最近学校“感冒”同学增多，贝贝也出现了流黏涕，鼻阻、妈妈在家自行用洗鼻器帮贝贝清洗鼻腔，洗鼻器清洗时，贝贝偶尔觉得耳闷，三天后上课期间，贝贝突然耳痛剧烈，大哭，无法上课。妈妈接贝贝到医院急诊，诊断为“急性中耳炎”。

如何预防急性中耳炎的发生呢？

工作表单4

急性中耳炎的模拟操作

工作表单5

5岁舟舟在1周前受凉发热，鼻阻流涕，医院就诊给予小儿氨酚烷胺颗粒口服，体温正常，鼻阻无缓解，鼻涕黏稠，妈妈见鼻涕多，给舟舟擤出大量黄脓鼻涕。今日晚饭后，舟舟睡前自诉耳朵有点不舒服，半夜舟舟耳痛大哭，捂住右耳，妈妈此刻很担心，请问该怎么办？

1.舟舟的家庭照护要点有哪些？

2.舟舟的耳部疼痛应该怎样快速有效缓解？

3.舟舟的家里备有抗生素，此时可以用吗？

任务分析

任务包括识别、预防、照护三个重点，主要以小组讨论、小组操作与案例分析等方式进行。在任务中，需要学生提前进行相关资料的查阅并结合所示案例进行思考及设计，授课中教师应结合教学目标与内容，在学生现有基础之上将知识点进行梳理与补充，注意启发学生思考应对方法，其后进行点评和讲解，强调在模拟环境中进行预防或照护操作，并记录实施过程和结果，以此提高学生理论知识与实践相结合的能力。

学习支持

1.急性中耳炎的概念和常见病因

儿童期中耳炎包括急性中耳炎、分泌性中耳炎和慢性中耳炎三种主要类型。急性中耳炎多与上呼吸道感染有关，是儿童急性中耳炎的主要病因。急性中耳炎的常见致病菌为肺炎链球菌、流感嗜血杆菌和黏膜炎莫拉菌。少数由病毒单独感染所致。国外文献报道，极低体重新生儿（<1500 g），早产儿（<33周）属于高危儿童，中耳炎的发病率高于正常儿童，具有较高的复发性中耳炎的风险。研究表明，使用橡胶奶嘴可能增加中耳炎的发生率，流行病学调查显示使用橡胶奶嘴的婴幼儿急性中耳炎的发生率较高，认为可能是由于橡胶奶嘴容易

携带致病菌。使用糖浆奶嘴或木糖醇奶嘴能减少中耳炎的发生。此外，环境因素对中耳炎的发生也有影响，在潮湿环境中急性中耳炎的发生率高。

2. 急性中耳炎的诊断

急性中耳炎一般表现为突发的耳痛，耳痛剧烈不能入睡，婴幼儿可表现为撕扯自己的耳朵，哭闹不止，1岁以内婴儿主要表现为哭闹、烦躁、易激惹，常常伴有发热。上呼吸道感染所致的鼻阻，鼻腔分泌物或者咳嗽，可同时或早于急性中耳炎。鼓室和咽腔之间以咽鼓管相连通，咽鼓管是一腔隙管道，有两个开口，一个开口于鼻咽部，叫咽口，另一个开口于鼓室前上壁，叫鼓室口。咳嗽，捏住鼻腔擤鼻涕时，细菌、病毒就通过咽鼓管进入鼓室腔。须注意婴幼儿不能沟通者，若有半夜哭闹、抓扯耳痛，不能单独作为急性中耳炎的诊断指标。

急性中耳炎的诊断标准：(1)迅速发生的耳痛病史；(2)中耳感染的症状和体征；(3)存在中耳渗液。突然发生的剧烈耳痛，耳内镜下可见鼓膜充血，肿胀，鼓室内可见渗液。

3. 急性中耳炎的治疗

急性中耳炎发生后，结合年龄、病情和随访依从性，可考虑不使用抗生素先观察48~72 h，此期间必须与患儿监护人进行充分沟通，保证患儿能够及时评估病情，观察期间耳痛缓解，无其他全身伴随症状可继续随访。腭裂等解剖异常、免疫缺陷、人工耳蜗植入、30天内反复发作的急性中耳炎不建议观察随访。48~72 h后耳痛症状无缓解或加重，应该考虑给予抗生素。

急性中耳炎抗生素首选阿莫西林，阿莫西林抗菌谱对肺炎链球菌有效，抗菌谱窄，口感好，价格低廉。青霉素过敏，可使用阿奇霉素或克拉霉素，以及大环内酯类药物。口服抗生素同时可外用左氧氟沙星滴耳液，耳浴10~15 min。耳痛剧烈，则考虑口服布洛芬缓解疼痛。

严重及年幼患儿推荐使用抗生素10天，轻度到中度及年长儿，推荐使用5~7天。

急性中耳炎后期通常会出现中耳积液，无鼻部症状，不需要药物治疗。60%~70%急性中耳炎患儿会出现中耳炎积液，1个月后下降为40%，3个月后下降为10%~25%。急性中耳炎后出现积液，应每月随访听力，以监控积液所致听力下降，避免受凉，积极治疗鼻炎，有利于咽鼓管通畅，耳部积液的排出。

4.急性中耳炎的家庭照护

表4-7　急性中耳炎的家庭照护

项目	照护操作要点
衣	衣服尽量根据环境温度和湿度随时增减衣物，以颈背部温暖干燥不出汗为宜，避免重复受凉
食	营养均衡，多喝水，清淡饮食
住	保持居室温度适宜，空气流通，室内每天至少通风2次，每次30 min左右
行	避免剧烈运动
用药	1.外用左氧氟沙星滴耳液，耳浴10 min 2.疼痛剧烈，口服布洛芬缓解耳痛
就医	外用左氧氟沙星滴耳液及口服布洛芬仍不能缓解疼痛者，或疼痛加剧者以及耳痛虽缓解但是耳部出现脓性分泌物者，应当及时到医院就诊

5.急性中耳炎的预防

婴幼儿及儿童急性中耳炎的预防：

(1)嘱咐小朋友不要双手同时捏住双侧鼻腔擤鼻涕，如涕多鼻阻，可外用海盐水喷鼻，压住一侧鼻腔，单侧擤鼻涕。

(2)怀抱式哺乳，避免仰卧式奶瓶哺乳，饮奶后尽量排空胃部空气，不溢奶，少溢奶。

(3)居住环境避免潮湿。

(4)增强体质，避免受凉。

反思评价

主题	内容	优秀	良好	一般	较差	很差
学习态度	能准时参加全部课程，按时提交作业，及时查阅教师上传的学习材料	5	4	3	2	1
专业知识	掌握急性中耳炎的照护、送医时机及预防	5	4	3	2	1
研讨精神	积极参与讨论，对其他人的发言能提出合理的分析和见解	5	4	3	2	1
团队协作	能很好地融入课堂小组讨论，共同推进学习进程	5	4	3	2	1

续表

主题	内容	优秀	良好	一般	较差	很差
沟通交流	能够清晰准确地表达自己的观点,与他人交流时态度语气恰当	5	4	3	2	1
人文素养	能够关注医学人文知识,有意识地树立职业精神	5	4	3	2	1
信息素养	会检索常见的医学专业文献数据库,主动阅读医学文献	5	4	3	2	1
实践应用	熟练运用滴耳液滴耳,并指导家长在家自行运用	5	4	3	2	1
自我小结						

任务六

耳道异物

任务描述

耳道异物多发生于学龄前儿童，其对于新鲜事物好奇，危险意识不强，是婴幼儿疾病的常见病，文献报道70%耳道异物发生在1~5岁小儿，其中3岁以下占60%。通过对本任务的理论知识和实操学习，学生须掌握耳道异物的症状、照护和预防。

（1）小组讨论，完成工作表单1。

（2）阅读相关材料，完成工作表单2。

（3）分析材料，完成工作表单3。

（4）分析材料，完成工作表单4。

任务准备

（1）用物准备：家庭常用食用油、纯净水、酒精等。

（2）照护者准备：掌握照护相关知识，会使用食用油初步处理耳道异物，提前和患儿及其照顾者沟通，取得他们的信任和理解。

（3）环境准备：安静整洁，光线充足，温、湿度适宜。

任务表单

工作表单1

耳道异物的种类

耳道异物是婴幼儿耳鼻喉科常见急诊之一，请小组讨论耳道异物的种类有哪些？

假如你是医生，请给出你的意见及原因？

工作表单2

耳道异物的识别

学习相关材料，思考如何根据婴幼儿的症状识别以下耳道异物？

异物种类	识别要点
蚊子	
黄豆	
弹珠	
决明子	
纽扣电池	

工作表单3

耳道异物的预防

豆豆连续数天在跑动过程中偶尔觉得耳痛，妈妈看见耳朵里面亮晶晶的，问豆豆耳朵里面放了什么东西？豆豆回答“看见妈妈塞耳塞在耳朵，将发夹上的水钻放入耳朵”。医院就诊确诊“耳道异物”，取出水钻6粒。

1. 通过此案例，如何预防耳道异物的发生？

2. 如何预防耳道异物所致其他严重并发症呢？

工作表单4

儿童耳道异物的模拟操作

请根据提供的材料，说说如何指导家长对一个耳朵进了昆虫的婴幼儿进行家庭照护。

（1）2岁小朋友将新鲜绿豆放入耳朵，小朋友耳朵无痛，无听力下降，精神佳。

（2）小朋友夏季在小区玩耍，发现有蚊子进入耳朵，耳朵嗡嗡响，无耳痛。

（3）外耳道出现轰鸣声，有活体昆虫飞入。

工作表单5

主题	模拟操作
蚊子	
黄豆	
弹珠	
决明子	
纽扣电池	

任务分析

任务包括耳道异物的识别、预防、照护三个重点，主要以小组讨论、小组操作与案例分析等方式进行。在任务中，学生需要提前进行相关资料的查阅并结合所示案例进行思考及设计，授课中教师应结合教学目标与内容，在学生现有基础之上将知识点进行梳理与补充，注意启发学生思考应对方法，其后进行点评和讲解，尤其是不同类型耳道异物的照护重点。强调在模拟环境中进行预防或照护操作，并记录实施过程和结果。结合已有经验和参考权威文献，避免自行取异物，造成异物往耳道深部推进，损伤外耳道壁及鼓膜造成更严重后果，牢记紧急转诊的注意事项，以此提高学生理论知识与实践相结合的能力。

学习支持

1.耳道异物的类型

耳道异物通常是指外来异物进入耳道的情况，生物类中的豆类、花生仁、活体昆虫、小朋友的玩具等，异物进入耳朵可引起耳鸣、听力下降、眩晕、耳痛、反射性咳嗽等。豆类异物进入外耳道，遇水易膨胀。婴幼儿常见的异物包括：大米、决明子、弹珠、贴画、橡皮泥等。

2.耳道异物的识别

根据异物性质、大小、位置、形状、种类不同，耳道异物临床表现各有不同。

体积小无刺激性的遇水不变形的异物（如纸屑）停留在外耳道内可无任何症状，或者有外耳道不适，但儿童往往不会诉说，可表现为抓耳朵。体积较大的异物可有耳痛、耳闷堵感及反射性咳嗽等。有的异物存留于外耳道，患者或家长并不知道，可因感染流脓方医院就诊；有的异物被耵聍包绕形成耵聍栓塞。

异物较大或遇水膨胀的植物性异物压迫外耳道引起胀痛或感染，外耳道剧烈疼痛，不会表达的儿童则会哭闹不止，也会用手抓耳。

活体昆虫进入外耳道内爬行，可引起外耳奇痒难忍、剧烈耳痛及反射性咳嗽。飞行类昆虫翅膀扑动，刺激鼓膜产生擂鼓样耳鸣及眩晕，昆虫靠近鼓膜，有引起鼓膜损伤的可能,甚至导致鼓膜穿孔、出血。

3.耳道异物的治疗

通过各种方法,必须将外耳道异物取出。如操作不当,有可能将异物推入外耳道深部,增加取出难度;或者损伤外耳道壁或者鼓膜。照护要点:禁止自行取出,避免异物滑向耳道深部,应由耳鼻喉科专业人士取出。(1)活体昆虫类异物可先用植物油、乙醇或甘油等滴入外耳道内,使虫体失去活动能力,或者用乙醚、丁卡因将其麻醉后,用耵聍钩或枪状镊等器械将其钩出或夹出。(2)圆形光滑异物可用耵聍钩或小刮匙等器械顺着圆形异物空隙越过异物到达其内侧,轻轻松动将其向外钩出,耵聍钩须一直在异物内侧。不建议用镊子取出,警惕将异物推向耳道深部,甚至损伤鼓膜。(3)尖锐有棱角的异物用耵聍钩或镊子轻轻移动异物,使其尖锐部不接触皮肤,缓缓移动至外耳道口,将其夹出,切忌对不配合患者强行取出,避免损伤外耳道壁和鼓膜。(4)柔软如橡皮泥异物,可将异物钩直接刺入异物,将其拉出。(5)细小异物,比如决明子等,可采取冲洗法将其洗出。当有中耳炎,鼓膜穿孔不能使用冲洗法;异物是石灰,遇水起化学反应,切不可用水冲洗。(6)纽扣电池具有腐蚀性,需尽快取出,不配合的小朋友,需要在手术室麻醉状态下取出。耳道异物取出时,外耳道壁可能出血,此时,耳道禁水,避免感染,可外用抗生素软膏,严重者口服抗生素以防感染。其次,加强对婴幼儿的看护,不要让其将细小物体放入耳内;野外露宿者,应加强防护,以防昆虫入耳。

4.耳道异物的家庭照护

表4-8　耳道异物的家庭照护

项目	照护操作要点
衣	衣服尽量根据环境温度和湿度随时增减衣物,以颈背部温暖干燥不出汗为宜,避免受凉
食	营养均衡
住	环境干净,舒适,自然通风良好
行	正常运动
用药	(1)豆类异物如黄豆、花生米等异物,外耳道进水,黄豆等植物类发胀膨胀,可用95%的酒精滴入,使其缩小 (2)活体昆虫进入耳道,可先用香油或酒精等滴入耳道,使其死亡
就医	(1)异物进入外耳道要保持镇静,切勿慌张,禁止自行取出,豆类及活体昆虫取出之后,应及时到医院就医 (2)纽扣电池类,具有腐蚀性,须即刻就诊,以免耽误治疗时间

5.耳道异物的预防

耳道异物的预防需注意教育婴幼儿不要往耳朵里塞东西，家长不在婴幼儿前挖耳，避免小朋友模仿。

任务评价

主题	内容	优秀	良好	一般	较差	很差
学习态度	能准时参加全部课程，按时提交作业，及时查阅教师上传的学习材料	5	4	3	2	1
专业知识	掌握婴幼儿常见耳道异物的照护、送医时机及预防。	5	4	3	2	1
研讨精神	积极参与讨论，对其他人的发言能提出合理的分析和见解	5	4	3	2	1
团队协作	能很好地融入课堂小组讨论，共同推进学习进程	5	4	3	2	1
沟通交流	能够清晰准确地表达自己的观点，与他人交流时态度语气恰当	5	4	3	2	1
人文素养	能够关注医学人文知识，有意识地树立职业精神	5	4	3	2	1
信息素养	会检索常见的医学专业文献数据库，主动阅读医学文献	5	4	3	2	1
实践应用	根据不同类型耳道异物进行相应的对症照护。能掌握耳道异物的预防要点并落实	5	4	3	2	1
自我小结						

任务七
鼻出血

任务描述

鼻出血是人体最常见的出血，国外报道60%的人至少有过一次鼻出血，儿童反复鼻出血的发病率为9%。小儿及青少年鼻出血多发生在鼻腔前部鼻中隔前下方，利特尔区(Little area)。少量的鼻出血，往往能够自行止血，一般不会对身体产生多大危害，但是持续大量鼻出血会导致出血性休克，危及生命，此外，鼻腔血液倒流进入了呼吸道可导致窒息。反复鼻出血患者，还可能出现贫血及营养不良等。通过本章学习，能掌握鼻出血家庭照护的方法。

(1)小组讨论，完成工作表单1。

(2)分析材料，完成工作表单3。

(3)分析材料，完成工作表单4。

任务准备

(1)用物准备：家庭常用毛巾、冰块、消毒纱布、云南白药等。

(2)照护者准备：掌握照护相关知识，会使用冰毛巾、消毒纱布块初步止血，提前和患儿及其照顾者沟通，取得他们的信任和理解。

(3)环境准备：安静整洁，光线充足，温、湿度适宜。

任务表单

工作表单1

鼻出血止血方法

乐乐经常鼻痒揉鼻挖鼻，反复鼻腔出血，每次出血量不多，鼻腔出血时可以仰头止血或举手止血吗？

小组讨论鼻出血的止血方法有哪些？

工作表单3

鼻出血的预防

工作表单2

鼻出血是儿童最常见的耳鼻喉科急诊，鼻出血本身是其他疾病的临床表现，血液系统疾病的婴幼儿，常常鼻腔出血，且不能止血，耳鼻喉处理后，也容易反复鼻出血不止。因此，鼻出血需要积极治疗原发疾病。对于鼻腔本身疾病引起的鼻出血，通常不会对婴幼儿造成严重的不良后果，但也有少数鼻腔血管疾病不能止血，造成不良后果，危及生命。因此，鼻出血的预防是防止发生这些并发症的重要步骤。

明明最近鼻痒，总是揉鼻不止，幼儿园老师制止明明揉鼻后，明明又总是挖鼻孔。可以和小朋友玩耍，明明忽然右侧鼻孔出血，老师用明明的手绢塞入鼻腔止血。请问明明的老师的止血方式正确吗？

鼻出血的预防：

工作表单4

模拟鼻出血的家庭照护

工作表单5

宝宝九个月，平时经常打喷嚏，揉鼻子，妈妈抱住时喜欢用鼻子在衣服上蹭，反复流清鼻涕。中午喂辅食宝宝大哭，右侧鼻腔突然点滴状出血，妈妈马上用纸巾塞住鼻腔，纸巾还是看见渗血流出。妈妈很焦虑，不知道该如何处理。

1.妈妈用纸巾止血可以吗？为什么？

2.宝宝鼻出血该怎样进行家庭照护？

任务分析

任务包括鼻出血的止血方法、预防、照护三个重点，主要以小组讨论、小组操作与案例分析等方式进行。在任务中，学生需要提前进行相关资料的查阅并结合所示案例进行思考及设计，授课中教师应结合教学目标与内容，在学生现有基础之上将知识点进行梳理与补充，注意启发学生思考应对方法，其后进行点评和讲解。强调在模拟环境中进行鼻出血的家庭照护操作，并记录实施过程和结果。结合已有经验和参考权威文献，避免纸巾止血等常见误区，牢记紧急转诊的注意事项，以此提高学生理论知识与实践相结合的能力。

学习支持

1. 儿童鼻出血的常见病因

儿童鼻出血主要发生在鼻中隔前下部的易出血区，此处血管丰富且表浅，容易受外伤及空气刺激。毛细血管为适应外界气温变化，反复扩张和收缩，儿童毛细血管娇嫩，适应温差变化差，易导致鼻出血。鼻出血原因很多，包括全身和局部。全身原因包括出血性疾病及血液病（过敏性紫癜、血友病、血小板减少性紫癜等）、急性发热性传染病（出血热、猩红热、伤寒等）、心血管系统疾病（高血压、肺源性心脏病等）及妊娠等。局部原因包括鼻部损伤（机械性创伤、放疗性损伤等）、鼻部炎症（干燥性鼻炎、鼻中隔穿孔）、鼻部及鼻咽部肿瘤（血管瘤，鼻出血性息肉）、鼻中隔偏曲和鼻腔异物。

儿童鼻出血的病因与成人有不同，儿童常因外伤鼻出血，比如跌倒碰撞引起鼻出血；鼻痒揉鼻挖鼻导致毛细血管扩张，鼻前庭黏膜皮肤糜烂；鼻腔异物引起鼻腔继发感染，黏膜糜烂出血；鼻腔分泌物在鼻腔引起干痒不适等，因不会擤鼻涕，经常用手挖鼻等都会导致鼻出血。

2. 鼻出血的识别

鼻出血多从鼻腔出血侧的前鼻孔流出，出血量大时可从双侧鼻腔前鼻孔流出或者经后鼻孔流至口咽部吐出或咽下。少数情况可经鼻泪管由泪小点从眼部溢出，常常发生在平躺位及鼻出血填塞不完全。鼻出血多是单侧，可反复间断少量出血，也可以持续出血，出血量可点滴状、涕中带血、血流如注，点滴状的鼻出血可自行止血，涕中带血则无新鲜出血，血流如注则需要处理才能止血。

根据患儿鼻腔出血可迅速诊断，可借助前鼻镜、鼻内镜、电子显微鼻咽镜等设备明确出血部位；鼻腔止血后应详细询问病史，明确出血原因，积极治疗原发疾病。

3. 鼻出血的止血方法

鼻出血的处理首先应止血，止血后进一步进行病因的检查和治疗。

鼻出血首先应安抚患儿，保持安静，如有血液倒流至口咽部，嘱其吐出血液，若患儿出血不止，不能安静，必要时可考虑使用镇静剂。鼻出血常取坐位或半卧位，大量出血疑似休克取平卧低头位。常用止血方法：（1）指压法：手指压紧鼻出血侧鼻腔及鼻翼或双侧鼻腔出血时，手指捏紧双侧鼻腔及鼻翼10~15 min。可冷敷前额和后颈，促使供应鼻腔的血管收缩减少出血。(2)收敛法：用1%麻黄碱滴鼻液或0.1%肾上腺素棉片置入鼻腔止血。(3)烧灼法：反复少量出血能明确出血点，可用电灼、30%~50%硝酸银等对出血点进行烧灼，但易造成软骨坏死或黏膜溃疡。目前多采用射频或微波烧灼，损伤小，操作简单。(5)填塞法：用于弥漫性出血或出血部位不明确及出血量大时。目前有两类材料用于鼻腔填塞止血：可吸收材料（明胶止血海绵、淀粉海绵、纤维蛋白棉等）和不可吸收材料（膨胀海绵、藻酸钙纤维敷料、凡士林油纱条等）。可吸收材料主要适用于出血量小，出血部位明确，该材料填塞后可不必取出，避免因取出填塞材料后的再出血；不可吸收材料主要适用于出血量较多，出血部位不明确，其中凡士林油纱条多年以来一直沿用至今，是鼻出血常用的有效止血方法。(6)鼻内镜下止血是目前最常用和有效的止血方法，可在鼻内镜下看到明显出血部位，避免盲目填塞。患者仰卧位，表面麻醉及肾上腺素棉片收缩血管后，鼻内镜下一边使用吸引器清除鼻腔血性分泌物，一边检查鼻腔，寻找出血点后，用微波、射频、双极电凝或激光止血。广泛性弥漫性出血，可用止血材料填塞止血。此外还有血管结扎法和血管栓塞法用于鼻出血。

此外临床用药物辅助治疗鼻出血及原发疾病，常见的有止血剂、维生素、镇静剂等，血液疾病等全身疾病所致鼻出血，应积极治疗原发疾病。

4. 鼻出血的家庭照护

鼻出血时，需安慰婴幼儿，让其保持安静，避免哭闹引起出血加重，如有流至口咽部的鼻血请将其吐出勿咽下，掌握其出血量，同时也可避免刺激胃部引起呕吐。出血量不多的情况下尽量采取坐位，采取指压法止血。手指压紧鼻出血侧鼻腔及鼻翼或双侧鼻腔出血时，手指捏紧双侧鼻腔及鼻翼10~15 min，张口呼吸。可冷敷（冷水或者冰块浸润的毛巾）前额和后颈，促使供应鼻腔的血管收缩减少出血。如果身边有干净消毒纱布，可以卷成大小合适圆柱状，轻轻塞入鼻孔，不能全部塞入，务必留出一段，才能在止血后取出，如果家里有云南白药、三七粉等药物，可放一些在纱布上，止血效果更好。采用压迫止血法，依然流血不止，应及时就医。

表4-9　鼻出血的家庭照护

项目	照护操作要点
衣	衣服尽量根据环境温度和湿度随时增减衣物，避免受凉
食	多吃蔬菜水果，多喝水，补充维生素，清淡饮食，避免辛辣发酵类食品，纠正偏食、厌食等不良饮食习惯

续表

项目	照护操作要点
住	定期清理空调滤网,室内通风干爽,床单被套勤洗晒。毛绒玩具过敏者,应尽量避免接触,不建议使用地毯 冬季使用地暖夏季使用空调时,可用加湿机增加空气湿度(40%~60%)
行	避免剧烈运动
用药	可用麻黄碱类滴鼻液滴鼻止血,云南白药、三七等中药止血药可涂抹至消毒纱布放入鼻腔,鼻腔黏膜破损可用红霉素软膏涂鼻
就医	反复鼻出血,皮下青紫不退及鼻出血量大,血流如注,无缓解趋势,应即刻就医

5.鼻出血的预防

婴幼儿鼻出血的预防:

(1)嘱咐小朋友不挖鼻、揉鼻,如遇鼻腔干痒不适,可外用海盐水喷鼻。

(2)鼻出血止血后,可适当涂抹红霉素软膏或滴薄荷油,抗生素软膏不仅有杀菌作用,还可滋润鼻腔,防止黏液变硬。

(3)冬季用地暖,夏季用空调时,可使用加湿机增加空气湿度。

(4)诊断有过敏性鼻炎或婴幼儿是过敏体质者,定期换洗床上用品,夏季使用空调应定期清洗空调,对尘螨过敏者,避免玩毛茸茸的玩具,不用地毯及布艺沙发。

(5)小朋友应多吃蔬菜水果,补充维生素,纠正偏食、厌食等不良饮食习惯。

(6)出血性疾病的患儿应积极治疗原发疾病。

任务评价

主题	内容	优秀	良好	一般	较差	很差
学习态度	能准时参加全部课程,按时提交作业,及时查阅教师上传的学习材料	5	4	3	2	1
专业知识	掌握鼻出血的照护、送医时机及预防	5	4	3	2	1
研讨精神	积极参与讨论,对其他人的发言能提出合理的分析和见解	5	4	3	2	1
团队协作	能很好地融入课堂小组讨论,共同推进学习进程	5	4	3	2	1
沟通交流	能够清晰准确地表达自己的观点,与他人交流时态度语气恰当	5	4	3	2	1

续表

主题	内容	优秀	良好	一般	较差	很差
人文素养	能够关注医学人文知识，有意识地树立职业精神	5	4	3	2	1
信息素养	会检索常见的医学专业文献数据库，主动阅读医学文献	5	4	3	2	1
实践应用	掌握鼻出血的对症照护及预防	5	4	3	2	1
自我小结						

任务八
急性鼻-鼻窦炎

任务描述

急性鼻窦炎为鼻窦黏膜炎症病变，常常与鼻炎同时存在，故称为急性鼻-鼻窦炎。儿童急性鼻-鼻窦炎可有鼻部症状如流涕、鼻塞、头痛，也可继发耳部疾病引起耳痛、听力下降、耳闷堵。上呼吸道感染是儿童急性鼻-鼻窦炎最主要病因，其次免疫力低下或缺陷、腺样体肥大、胃-食管反流等也会引起儿童急性鼻-鼻窦炎。通过对本任务的理论知识和实操学习，学生须掌握急性鼻-鼻窦炎的症状、照护和预防。

(1)小组讨论，完成工作表单1。

(2)阅读相关材料，完成工作表单2。

(3)分析材料，完成工作表单3。

(5)结合案例，完成工作表单4。

任务准备

(1)用物准备：家庭常用喷雾型海盐水、洗鼻器等。

(2)照护者准备：掌握照护相关知识，会使用海盐水、提前和患儿及其照顾者沟通，取得他们的信任和理解。

(3)环境准备：安静整洁，光线充足，温、湿度适宜。

任务表单

工作表单1

急性鼻-鼻窦炎的分类

急性鼻-鼻窦炎的分类：

工作表单2

急性鼻-鼻窦炎的识别

明明5岁了，10天前受凉流清涕，喷嚏，鼻阻，7天前明明鼻阻加重，精神稍差，诉头痛，流脓涕，不伴发热，夜间睡觉打鼾如同成人，有时憋气不能入睡，3天前发现脓涕越来越黄，晨起咳嗽不止，能吐出黄脓痰。通过此案例，谈谈鼻窦炎的临床表现。

疾病	识别(临床要点)
上呼吸道感染	
单纯鼻炎	
变应性鼻炎	
急性鼻-鼻窦炎	

工作表单3

急性鼻-鼻窦炎的预防

急性鼻-鼻窦炎是儿童最常见的疾病，几乎每个婴幼儿都会面临患上急性鼻-鼻窦炎的风险。急性鼻-鼻窦炎这个疾病本身常常不严重，通常不会对婴幼儿造成严重的不良后果，但也有少数急性鼻-鼻窦炎可能发生各种严重并发症，需要手术治疗。因此，上呼吸道感染的预防是防止发生这些并发症的重要步骤。

1. 如何预防急性鼻-鼻窦炎？

2. 如何预防急性鼻-鼻窦炎加重成其他严重并发症呢？

工作表单4

急性鼻-鼻窦炎的家庭照护

工作表单5

两周前，气温骤降，明明未及时添加衣物，无发热，头晕，仅出现流黏涕，鼻阻，近日黏涕变成黄绿色，入睡起床后及半夜咳嗽，家长带明明到医院就诊，确诊为急性鼻-鼻窦炎。妈妈力求鼻腔鼻涕尽可能干净，捏住两侧鼻腔用力擤鼻涕。

1. 妈妈擤鼻涕的方法可行吗?

2. 通过此案例,谈谈急性鼻-鼻窦炎的家庭照护。

任务分析

任务包括急性鼻-鼻窦炎的识别、预防、照护三个重点,主要以小组讨论、小组操作与案例分析等方式进行。在任务中,学生需要提前进行相关资料的查阅并结合所示案例进行思考及设计,授课中教师应结合教学目标与内容,在学生现有基础之上将知识点进行梳理与补充,注意启发学生思考应对方法,其后进行点评和讲解,强调在模拟环境中进行预防或照护操作,并记录实施过程和结果。结合已有经验和参考权威文献,避免常见误区,如捏住双侧鼻腔用力擤鼻涕,耳闷不适用洗鼻器清洗鼻腔等误区。牢记紧急转诊的注意事项,以此提高学生理论知识与实践相结合的能力。

学习支持

1. 急性鼻-鼻窦炎的分类

急性鼻-鼻窦炎可根据解剖部位不同分为:急性上颌窦炎、急性筛窦炎、急性额窦炎、急性蝶窦炎。

急性鼻-鼻窦炎多由细菌感染所致,常见致病菌有肺炎链球菌、金黄色葡萄球菌、流感嗜血杆菌,此三种病菌感染,占据细菌感染之80%,单一细菌感染少见,多由混合感染所致。其次邻近器官感染、牙源性疾病、腺样体炎症可诱发急性鼻-鼻窦炎。此外,鼻腔填塞物,异物残留、游泳感染或肿瘤等可直接或间接诱发鼻窦炎。

2. 急性鼻-鼻窦炎的识别

急性鼻-鼻窦炎全身症状可有发热、头痛、精神萎靡及烦躁不安等表现。

急性鼻-鼻窦炎局部症状可有:(1)绝大部分急性鼻-鼻窦炎都表现出鼻塞和张口呼吸,因鼻腔堵塞,空气流通不畅,故需要张口呼吸。鼻塞主要因为鼻窦黏膜水肿、充血、鼻腔分泌物蓄积引起。(2)流涕是仅次于鼻塞的最常见表现,可表现为白色脓涕、黄涕,常常在鼻前庭部结成干痂。(3)咳嗽经常是儿童急性鼻-鼻窦炎的首发症状。鼻涕位于鼻后部浓稠不易从鼻腔流出,倒流至咽后壁,引起刺激性咳嗽。(4)细菌、病毒经过咽鼓管逆行感染中耳,引起急性中耳炎导致耳痛。(5)鼻咽部黏膜肿胀堵塞咽鼓管咽口,引起中耳负压,或者急性中耳炎后期渗液,鼓膜内陷,引起分泌性中耳炎,听力下降。(6)还可有嗅觉减退、牙痛、鼻根部疼痛等。

急性鼻-鼻窦炎可根据解剖部位的不同临床表现各不相同。

急性上颌窦炎:鼻塞症状严重,晨起流涕少,逐渐增多,下午脓涕最多,可伴有臭味,头痛时间上午轻、下午重、傍晚缓解,疼痛部位主要位于患侧面颊部(上颌窦前壁),此处可有叩击痛或压痛。

急性筛窦炎:鼻塞症状较严重,晨起脓涕多,逐渐减少,下午最少,鼻涕不易擤干净,嗅觉减退严重,头痛时间主要是晨起逐渐加重,午后逐渐减轻,疼痛部位主要位于患侧内眦,此处可有压痛或叩击痛。

急性额窦炎:鼻塞症状轻,晨起涕多,下午少,偶尔无涕,头痛时间晨起加重,中午最明显,午后减轻,夜间可完全缓解,疼痛部位主要位于患侧前额部或眼眶上部,此处压痛明显。

急性蝶窦炎:鼻塞症状轻,晨起流涕少,下午多,常有鼻涕倒流,伴有嗅觉减退。头痛时间晨起轻,午后重。疼痛部位多不准确,多是枕后、眼球后、乳突或颅内。

儿童急性鼻-鼻窦炎不同于成人,因鼻窦各窦腔发育时间不同,上颌窦及筛窦发病机会最早。出生后不久可能患急性筛窦炎和急性上颌窦炎。7岁以后可发生额窦炎,但多数在10岁以后。蝶窦7~9岁发育迅速,故蝶窦炎只发生在10岁之后。

儿童急性鼻-鼻窦炎和上呼吸道感染一样普遍,常常由急性呼吸道感染迁延所致,过去常将急性鼻-鼻窦炎归为感冒,考虑两者的治疗方案不同,故将两者做了区分。症状的持续时间大于10天为急性鼻-鼻窦炎,普通感冒10天以内症状完全缓解。临床上感冒持续时间大于10天,感冒症状比以前严重,感冒好转几天再次加重三种情况提示存在鼻窦炎。

儿童急性鼻-鼻窦炎的临床表现主要有鼻塞,黏性或脓性鼻涕,伴有咳嗽,头面部胀痛,嗅觉减退或消失,听力下降。儿童往往不能准确叙述自己的感受,需要家长或看护人的情况介绍。儿童鼻窦的黏膜相对较厚,窦口较长而窄小;儿童常常伴有腺样体肥大,从而导致鼻腔生理功能受影响。儿童鼻窦黏膜柔嫩,容易发生水肿及息肉样变,窦口易阻塞,分泌物潴留转为脓性,且感染容易向邻近组织侵犯。

3.急性鼻-鼻窦炎的诊断

儿童急性鼻-鼻窦炎诊断除了一般的体格检查,还包括耳鼻喉的专科检查、前鼻镜检查和鼻内镜检查、电子纤维鼻咽喉镜检查。检查需要患儿配合，依从性差容易引发器械所致的鼻腔损伤。急性鼻-鼻窦炎电子显微鼻咽镜检查可见鼻腔黏膜充血、肿胀、水肿，鼻甲肿胀，中鼻道变窄，中鼻道、总鼻道、蝶筛隐窝及嗅裂区域出现黏性或脓性分泌物，分泌物量可有变化，同时可观察是否伴有腺样体肥大。体格检查可发现咽后壁有黏性或脓性分泌物倒流，面颊部、额部等可出现叩击痛或压痛。伴有听力下降者，耳内镜检查可有鼓膜内陷、橘黄色，鼓室见积液。儿童急性鼻-鼻窦炎的辅助检查包括：X线检查、鼻窦CT（电子计算机断层扫描），能定位鼻腔和鼻窦内的病变部位，明确是否存在黏膜炎症，临床已作为基本的评估方法。

儿童急性鼻-鼻窦炎常常需要与鼻腔异物鉴别，鼻腔异物多表现为单侧有恶臭的脓涕，可用鼻内镜或电子纤维鼻内镜鉴别。鼻腔肿瘤如畸胎瘤、淋巴瘤、横纹肌肉瘤、纤维血管瘤等出现鼻塞、脓涕，需要CT和鼻内镜加以鉴别。

4.急性鼻-鼻窦炎的治疗

儿童急性鼻-鼻窦炎的药物治疗：（1）抗生素。我国儿童鼻窦炎致病菌流行病学调查表明，肺炎链球菌、流感嗜血杆菌、金黄色葡萄球菌、厌氧菌、凝固酶阴性葡萄球菌、卡他莫拉菌是儿童急、慢性鼻窦炎的主要致病菌。因此，阿莫西林/克拉维酸钾是目前推荐的用于肺炎链球菌和流感嗜血杆菌的抗生素。抗生素治疗一般使用2周，或者脓性分泌物消失后1周。（2）黏液促排剂。鼻黏液纤毛消除功能对保证鼻窦引流和排除鼻腔异物有明显作用。（3）减充血剂。盐酸羟甲唑啉、麻黄碱滴鼻液（5%）等减充血剂可减少鼻黏膜的血液，从而缓解鼻塞症状。但是由于鼻黏膜形态和功能受损，引起药物性鼻炎，不推荐使用，可低浓度使用不超过1周。（4）鼻腔冲洗。鼻腔冲洗属于机械地清除分泌物，去除鼻腔黏膜表面病原微生物。同时还可以降低胶体层的黏液浓度，促进纤毛摆动，减轻黏膜水肿。雾化式的鼻腔冲洗无局部刺激，柔和，儿童易于接受，依从性好。

儿童急性鼻-鼻窦炎常常继发于上呼吸道感染，平时应增强儿童体质，避免受凉。

5.急性鼻-鼻窦炎的家庭照护

急性鼻-鼻窦炎应注意休息，多饮水，进食易消化高营养物质。积极治疗上呼吸道感染，预防急性鼻炎所致急性鼻-鼻窦炎。鼻阻脓涕时，可在家自行用海盐水清洗鼻腔分泌物，坐位或头高位，海盐水喷入鼻腔至鼻孔出水，压住一侧鼻翼擤鼻涕，促使鼻腔脓性分泌物随海盐水流出。4岁以上的能合作的小朋友可采用鼻腔冲洗器配合洗鼻盐冲洗鼻腔，注意冲洗压力适中，鼻腔冲洗过程中，出现一过性耳闷，耳痛或耳部不适，应立即停止洗鼻，需警惕压力过大。切勿用手捏住双侧鼻腔用力擤鼻涕，此时，鼻腔分泌物及细菌会逆行通过咽鼓管感染中耳，诱发急性中耳炎。

表4-10 急性鼻-鼻窦炎的家庭照护

项目	照护操作要点
衣	尽量根据环境温度和湿度随时增减衣物，以颈背部温暖干燥不出汗为宜，避免重复受凉
食	营养均衡，多喝水，多食高营养易消化食物
住	保持居室温度适宜，空气流通，室内每天至少通风 2 次，每次 30 min 左右。换气流通，避免正对风口
行	日常运动，鼻阻严重，避免跑、跳等剧烈运动
用药	清洗鼻腔建议使用喷雾型海盐水，鼻涕顺水流出，禁捏鼻擤鼻涕
就医	经家庭照护，清洗鼻腔，脓涕越来越多，或有白色脓涕转为黄色脓涕，出现咳嗽、头痛、精神不佳等表现，则应当及时就医

6. 急性鼻-鼻窦炎的预防

（1）喷嚏、擤鼻涕或高空飞行迅速下降时，窦内压力低于鼻腔内压力，分泌物易进入鼻窦而发炎，因此避免用力擤鼻涕。

（2）积极治疗鼻腔原发疾病。鼻腔多种疾病如鼻中隔偏曲、鼻甲肥大以及鼻的变态反应等，都可堵塞窦口、使鼻窦通气引流受阻而发炎。

（3）游泳、潜水、跳水后用力擤鼻涕，容易使污物进入鼻窦而发炎。

（4）鼻腔内填塞物不宜留置过长时间，局部刺激和污染，以及窦口的通气引流受阻导致鼻窦炎。

（5）避免受凉，增强体质，居家环境干净卫生。

任务评价

主题	内容	优秀	良好	一般	较差	很差
学习态度	能准时参加全部课程，按时提交作业，及时查阅教师上传的学习材料	5	4	3	2	1
专业知识	掌握婴幼儿急性鼻-鼻窦炎的照护、送医时机及预防。理解婴幼儿不同类型急性鼻-鼻窦炎的特点及对症处理。了解急性鼻-鼻窦炎的常用药物	5	4	3	2	1
研讨精神	积极参与讨论，对其他人的发言能提出合理的分析和见解	5	4	3	2	1
团队协作	能很好地融入课堂小组讨论，共同推进学习进程	5	4	3	2	1

续表

主题	内容	优秀	良好	一般	较差	很差
沟通交流	能够清晰准确地表达自己的观点,与他人交流时态度语气恰当	5	4	3	2	1
人文素养	能够关注医学人文知识,有意识地树立职业精神	5	4	3	2	1
信息素养	会检索常见的医学专业文献数据库,主动阅读医学文献	5	4	3	2	1
实践应用	掌握急性鼻-鼻窦炎的对症照护和预防	5	4	3	2	1
自我小结						

项目小结

本项目主要通过小组任务的形式进行,学生通过讨论、操作、汇报等方式,理解婴幼儿常见五官疾病的照护意义和原则;热爱婴幼儿,提升职业精神;熟悉婴幼儿常见五官疾病的分类,掌握龋齿、疱疹性龈口炎、结膜炎、视力低下、急性中耳炎、耳道异物、鼻出血、急性鼻-鼻窦炎等婴幼儿常见五官疾病的预防方法和照护要点等专业知识;能与团队合作,正确运用专业知识系统性照顾护理患有以上疾病的婴幼儿,基于所掌握的专业知识与家长进行沟通,跟踪家长反馈、反思提升教学质量。

思考练习

1.简述乳牙龋病的分类。

2.简述疱疹性龈口炎的饮食照护。

3.简述鼻出血的家庭照护。

实践实训

针对婴幼儿急性中耳炎的病情,以小组为单位(4~5人)合作设计对婴幼儿急性中耳炎进行照护的实施方案,包括照护活动名称、活动人数、活动目标、活动准备、活动过程、活动注意事项、活动延伸,并做好记录。

5岁舟舟在1周前受凉发热,鼻阻流涕,医院就诊给予小儿氨酚烷胺颗粒口服,体温正常,鼻阻无缓解,鼻涕黏稠,妈妈见鼻涕多,给舟舟擤出大量黄脓鼻涕。今日晚饭后，舟舟睡前自诉耳朵有点不舒服，半夜舟舟耳痛大哭，捂住右耳，医生诊断舟舟为急性中耳炎，予以口服布洛芬缓解耳痛，外用左氧氟沙星滴耳液，嘱家属在家观察小明疼痛缓解情况，如疼痛没有减轻应及时就医。

推荐阅读

[1]葛立宏.儿童口腔医学[M].第5版.人民卫生出版社，2020.

[2]葛坚.眼科学[M].北京：人民卫生出版社，2005.

[3]中国医师协会儿科医师分会儿童耳鼻咽喉专业委员会.儿童急性中耳炎诊疗——临床实践指南(2015年制定)[J].中国实用儿科杂志，2016，31(2).

[4]中国医师协会儿科医师分会儿童耳鼻咽喉专业委员会.儿童急性感染性鼻-鼻窦炎诊疗——临床实践指南(2014年制订)[J].中国实用儿科杂志，2015，30(7).

项目五

婴幼儿呼吸道疾病预防与照护

项目目标

知识目标：

(1)掌握婴幼儿上呼吸道感染、急性支气管炎、肺炎哮喘的预防、照护及送医时机。(2)理解婴幼儿不同类型上呼吸道感染的特点及对症处理要点；婴幼儿肺炎、急性支气管炎和上呼吸道感染的区别及照护异同点。(3)了解婴幼儿上呼吸道感染的常用药物，婴幼儿哮喘性支气管炎的特点及照护特点，婴幼儿支气管肺炎的治疗及肺炎疫苗的接种知识。

技能目标：

(1)能独立对不同类型上呼吸道感染、急性支气管炎、支气管肺炎进行相应的对症照护，能独立完成儿童哮喘患儿缓解期及急性期的家庭照护。(2)能掌握婴幼儿呼吸道感染及哮喘急性发作的预防要点并落实。(3)能完成家庭雾化和哮喘吸入用药的整个操作过程。

情感目标：

关注哮喘患儿因长期反复疾病导致的自卑、胆怯等心理负担，鼓励其在哮喘控制良好的情况下正常生活学习；通过强化婴幼儿呼吸道感染的预防提升儿童及养护人的卫生素养。

学习重难点

学习重点：

婴幼儿上呼吸道感染、急性支气管炎、肺炎的预防、照护，儿童哮喘急性发作期及缓解期的照护，及上述疾病的送医时机。

学习难点：

(1)不同类型上呼吸道感染的鉴别和对症照护。(2)婴幼儿呼吸道感染病情加重的识别。(3)从日常表现中识别出可疑的哮喘患儿并送医明确诊断。

思维导图

- 婴幼儿呼吸道疾病预防与照护
  - 上呼吸道感染
    - 不同类型上呼吸道感染的识别
    - 不同类型上呼吸道感染的照护
    - 呼吸道感染的预防
    - 病情加重的表现及送医
  - 婴幼儿急性支气管炎
    - 婴幼儿急性支气管炎的识别
    - 婴幼儿急性支气管炎的照护
    - 婴幼儿急性支气管炎的预防
    - 病情加重表现及送医
  - 婴幼儿肺炎
    - 婴幼儿肺炎及重症的识别
    - 婴幼儿肺炎的照护
    - 婴幼儿肺炎及重症肺炎的预防
    - 病情加重表现及送医
  - 儿童哮喘
    - 儿童哮喘的识别
    - 儿童哮喘急性期及缓解期的照护
    - 儿童哮喘急性发作的预防
    - 病情加重表现及送医
    - 儿童哮喘的长期管理

任务一
上呼吸道感染

任务描述

急性上呼吸道感染俗称感冒,是儿童最常见的急性呼吸道感染性疾病,发生率高,每人每年约发生6~8次。上呼吸道感染也是支气管肺炎等一些儿童严重疾病的前驱疾病,如果在这一阶段得到妥善的照护,可有效减少严重并发症的发生。通过对本任务的理论知识和实操学习,学生须掌握上呼吸道感染的症状、照护和预防。

(1)小组讨论,完成工作表单1。

(2)阅读相关材料,完成工作表单2。

(3)分析材料,完成工作表单3。

(4)分析案例,完成工作表单4。

任务准备

(1)用物准备:家庭常用护理工具、体温计、毛巾等。

(2)照护者准备:掌握照护相关知识,会使用体温计、提前和患儿及其照顾者沟通,取得他们的信任和理解。

(3)环境准备:安静整洁,光线充足,温、湿度适宜。

任务表单

工作表单1

上呼吸道感染的种类

小组讨论上呼吸道感染的种类有哪些?

工作表单 2

上呼吸道感染的识别

学习相关材料，思考如何根据婴幼儿的症状识别以下上呼吸道感染？

常见上呼吸道感染	识别（临床要点）
普通感冒	
急性咽炎	
急性喉炎	
疱疹性咽峡炎	
咽结合膜热	
急性化脓性扁桃体炎	

工作表单 3

上呼吸道感染的预防

上呼吸道感染是儿童最常见的呼吸道疾病，几乎每个婴幼儿都会面临患上呼吸道感染的风险。上呼吸道感染这个疾病本身常常不严重，通常不会对婴幼儿造成严重的不良后果，但也有少数上呼吸道感染可能发生各种严重并发症，造成不良后果。因此，上呼吸道感染的预防是防止发生这些并发症的重要步骤。

1. 如何预防上呼吸道感染的发生呢？

2. 如何预防上呼吸道感染加重成其他严重并发症呢？

工作表单 5

工作表单 4

常见儿童上呼吸道感染照护的模拟操作

结合材料，思考以下问题，并进行模拟操作练习。

(1)急性鼻炎

小明，男婴，2 月龄，鼻阻 1 天，睡眠不安。

问题：小明的照护要点有哪些？

续表

(2)普通感冒 小花,女,1岁1个月,昨天受凉后开始出现打喷嚏、流清鼻涕。 **问题:小花的照护要点有哪些?**
(3)急性化脓性扁桃体炎 小波,男,2岁2个月,昨天开始发烧,嗓子疼。今天去看病医生说扁桃体化脓了,需要在门诊输液至少3天。 **问题:小波的家庭照护要点有哪些?**
(4)疱疹性咽峡炎 小珍,女,1岁,前天开始发烧,嗓子痛。昨天去看病医生说小珍患了疱疹性咽峡炎,开了口服药物,回家继续观察。 **问题:小珍的家庭照护要点有哪些?**

任务分析

任务包括上呼吸道感染的识别、预防、照护三个重点,主要以小组讨论、小组操作与案例分析等方式进行。在任务中,学生需要提前进行相关资料的查阅并结合案例进行思考及设计,授课中教师应结合教学目标与内容,在学生现有基础之上将知识点进行梳理与补充,注意启发学员思考应对方法,其后进行点评和讲解,尤其是不同类型的上呼吸道感染的特点及照护重点。强调在模拟环境中进行预防或照护操作,并记录实施过程和结果。结合已有经验和参考权威文献,避免常见误区,如发热患儿"捂汗""酒精擦浴""感冒要吃药预防"等误区,牢记紧急转诊的注意事项,以此提高学生理论知识与实践相结合的能力。

学习支持

1.上呼吸道感染概述

广义的上呼吸道感染是一组发生在上呼吸道的疾病,包括普通感冒、急性鼻炎、咽炎、喉炎、疱疹性咽峡炎、咽结膜热、化脓性扁桃体炎等。狭义的上呼吸道感染又称普通感冒,是儿童最常见的急性呼吸道感染性疾病。

普通感冒以鼻咽部卡他症状,即喷嚏、鼻塞、流涕为主要表现。通常起病较急,初期有咽干、咽痒或烧灼感,发病同时或数小时后可有喷嚏、鼻塞、流清水样鼻涕,2~3天后变稠。

不同年龄的婴幼儿感冒的症状差异较大:3个月以下婴幼儿发热轻微或无

发热，但鼻阻较突出，常因鼻阻导致睡眠不安、张口呼吸、吸吮困难、吃奶量下降或吃奶时烦躁哭闹，有时可伴呕吐及腹泻。3岁以下的婴幼儿发热等全身症状较重，发热常持续1~2天。急起高热时可能发生惊厥。鼻塞、流涕、咳嗽或咽痛等症状较重，常有呕吐、腹泻或便秘等消化道症状。3岁以上的儿童多不发热或低热，个别亦有高热，上呼吸道的局部症状明显，如鼻塞、流涕、喷嚏，声音嘶哑及咽炎等。检查可见儿童鼻腔黏膜充血、水肿、有分泌物，咽部轻度充血。如无并发症，一般经5~7天痊愈。

急性咽炎：多由病毒感染引起，除了发热等全身症状外，主要表现为咽部发痒和灼热感，咳嗽少见。

急性喉炎：多由病毒感染引起，主要表现为声嘶、干性咳嗽，吸气性喉鸣，严重的喉炎还可能因喉头水肿导致气道堵塞，引起窒息缺氧，这是儿科急症，需要立即就医。

疱疹性咽峡炎：常由柯萨奇病毒A引起，主要表现为发热，咽痛。婴幼儿不能描述咽痛，常表现为进食减少或拒奶。检查可见咽充血，咽部可见2~4 mm直径的疱疹，周围有红晕。病程约一周。

咽结膜热：主要由腺病毒引起，常发生于夏季，可在游泳时传播。主要表现为发热，咽痛、眼睛充血发红、畏光、流泪，查体可见咽部及眼睛结合膜明显充血。病程10天左右。儿童多见。

急性化脓性扁桃体炎：多由细菌感染引起。主要表现为咽痛、畏寒、发热，体温可达39 ℃以上。检查可见咽部明显充血，扁桃体肥大充血，表面有黄白色渗出物。

上述疾病除了急性化脓性扁桃体炎等细菌感染性疾病需要医生开具使用抗生素外，大多为自限性疾病，通常在起病后4~7天痊愈，有的可延长至1~2周。由于部分患儿可能因上呼吸道感染加重导致肺炎等严重并发症，需要密切观察及细心照护。

2. 婴幼儿上呼吸道感染的家庭照护

表5-1　婴幼儿上呼吸道感染的家庭照护

项目	预防操作要点
衣	不宜给儿童穿衣过多，尤其是发热时不宜“捂汗”，发热早期患儿感觉冷时可适当增加衣物，体温升高手脚温暖后不宜穿太多，以便散热降温。退热时常有大量出汗，可采用柔软的干毛巾隔汗或及时换掉汗湿的衣物
食	保持饮食均衡，多饮水。如患儿食欲差可少量多次摄入清淡饮食

续表

项目	预防操作要点
住	病情较重应卧床休息，房间每天通风至少3次，每次至少半小时，冬季干燥时可用加湿器增加空气湿度，室内保持适宜的温度20~25 ℃；婴儿鼻阻明显的可以稍垫高上半身及头部，促进静脉回流，减轻鼻阻
行	患病期间减少外出，确需外出时戴上口罩。咳嗽或打喷嚏时用餐巾纸或者衣袖遮住口鼻，避免交叉感染
用药	如鼻阻、流涕等症状严重可遵医嘱使用复方感冒制剂或试用生理盐水滴鼻
就医	如宝宝出现精神差、呼吸急促费力、喘憋、吐奶等严重症状，需立即就医

3. 儿童呼吸道感染的预防

（1）避免呼吸道感染的诱因，避免受凉、淋雨、过度疲劳。

（2）勤洗手、正确洗手是减少呼吸道感染的有效方法，外出时应避免儿童脏手接触口、眼、鼻；回家后第一时间采用“七步洗手法”洗手。

（3）避免接触呼吸道感染病人。照护者感冒时应避免与孩子密切接触，如无法避免应戴上口罩。

（4）呼吸道感染易发季节，如冬春季应避免带孩子出入人多的公共场所。

（5）增强体质，养成健康的生活习惯，均衡膳食、充足的睡眠、适度运动和避免被动吸烟。

七步洗手法

（6）合理营养，加强体力锻炼，增强体魄。提倡母乳喂养。

4. 儿童发烧的处理

体温升高可以减少孩子体内病原微生物的复制和繁殖，也可以提高人体的炎症反应，有利于致病微生物的清除，因此发烧对孩子的病情恢复是有利的。因此，除非是超高热，发烧不会对孩子造成伤害，相反是有好处的。

（1）退热的目的：发烧的治疗目标是改善孩子的舒适度而不是单纯追求降低体温。中国儿童发热指南指出，除了一些有遗传代谢病、心肺功能疾病、癫痫等疾病的孩子，如果没有明显不舒服，大多数的孩子体温在38.5 ℃以下不需要退烧，自然不需要擦澡、冰袋等物理降温处理；如果体温超过了38.5 ℃、孩子感到明显不舒服才需要退烧。

（2）退热药：目前公认最为有效的退烧方法。用退热药的主要目的除了退热，还有缓解因发热及疾病带来的疼痛感。常用的儿童退热药有布洛芬（6月龄以上适用）和对乙酰氨基酚（3月龄以上适用）两种。

（3）物理降温：物理降温仅仅作为辅助退热方法，并不是首选。物理降温方式很多，比如少穿衣服、开空调，都属于物理降温的范畴。对于发烧的孩子，舒适最重要，冷就穿，热就脱。至于冰袋冰敷、退热贴这些小面积接触皮肤的降温

拓展内容

方式，既降不了温又让孩子不舒服。而酒精擦浴可以降温，但可能导致孩子酒精中毒，应该禁止。

（4）就医：如孩子精神状况差，呼吸急促、高热不退，伴抽搐等症状时，需要及时就诊。

任务评价

主题	内容	优秀	良好	一般	较差	很差
学习态度	能准时参加全部课程，按时提交作业，及时查阅教师上传的学习材料	5	4	3	2	1
专业知识	掌握婴幼儿上呼吸道感染的照护、送医时机及预防。理解婴幼儿不同类型上呼吸道感染的特点及对症处理。了解婴幼儿上呼吸道感染的常用药物	5	4	3	2	1
研讨精神	积极参与讨论，对其他人的发言能提出合理的分析和见解	5	4	3	2	1
团队协作	能很好地融入课堂小组讨论，共同推进学习进程	5	4	3	2	1
沟通交流	能够清晰准确地表达自己的观点，与他人交流时态度语气恰当	5	4	3	2	1
人文素养	能够关注医学人文知识，有意识地树立职业精神	5	4	3	2	1
信息素养	会检索常见的医学专业文献数据库，主动阅读医学文献	5	4	3	2	1
实践应用	根据不同类型上呼吸道感染进行相应的对症照护。能掌握婴幼儿上呼吸道感染的预防要点并落实	5	4	3	2	1
自我小结						

任务二 急性支气管炎

任务描述

急性支气管炎是由于病毒或细菌等病原体感染或一些非感染因素所致的支气管黏膜炎症,大多同时累及气管、支气管。急性支气管炎是婴幼儿时期的常见病,往往继发于上呼吸道感染之后,少部分患儿可能会继发肺炎。临床症状以咳嗽伴(或不伴)有痰液为特征。本任务主要针对急性支气管炎的概念、照护和预防进行理论讲解和实操,学生须掌握急性支气管炎的照护。

(1)小组讨论,完成工作表单1。

(2)阅读相关材料,完成工作表单2。

(3)分析材料,完成工作表单3。

(4)分析案例,完成工作表单4。

任务准备

(1)用物准备:家庭常用护理工具、体温计、毛巾等。

(2)照护者准备:掌握照护相关知识,会使用体温计、提前和患儿及其照顾者沟通,取得他们的信任和理解。

(3)环境准备:安静整洁,光线充足,温、湿度适宜。

任务表单

工作表单1

小组讨论,急性支气管炎和上呼吸道感染的区别?

工作表单5

工作表单2

通过相关材料的学习，思考在日常生活中我们怎样识别急性支气管炎。

工作表单3

通过相关材料的学习，思考我们如何预防儿童急性支气管炎的发生。

工作表单4

通过相关材料学习，结合以下病例分析如何对儿童急性支气管炎患儿进行照护并模拟操作。

花花1岁零2个月，1周前开始发烧，体温最高38.9 ℃，家长给她喂了医院开的退烧药后发热好转，但体温仍有反复。2天后未再出现发烧，但花花出现了鼻塞、流清鼻涕、单声咳嗽的症状。爸爸妈妈给她吃了一些感冒药，觉得效果不明显。近两日来花花咳嗽比前几天严重了，每天都要咳十几次，每次要咳嗽十几二十声，咳嗽的时候能听到喉咙有痰的声音，晚上也常常被咳醒，有时还会在咳嗽后吐奶。这几天精神状态还好，也愿意玩耍，只是玩耍时也常常咳嗽，食欲一般。

1.请问花花这种情况应考虑是什么疾病？

2.请结合花花的症状，思考在家庭中应该如何照护？

3.花花需要去医院就诊吗？出现哪些情况时应该紧急就诊？

任务分析

任务包括婴幼儿急性支气管炎的识别、预防、照护及送医时机四个重点，主要以小组讨论、小组操作与案例分析等方式进行。在任务中，学生需要提前进行相关资料的查阅并结合所示案例进行思考，授课中教师应结合教学目标与内容，在学生现有基础之上帮助学生对知识点进行梳理与补充，注意启发学生思考各种应对方法，其后再进行点评和讲解，尤其是针对支气管炎和上呼吸道感染不同的特点及照护重点。强调在模拟环境中进行预防或照护操作，并记录实施过程和结果。结合已有经验和参考权威文献，避免常见误区，如“支气管炎一定要吃消炎药”“支气管炎输液好得更快”等误区，牢记紧急转诊的注意事项，以此提高学生理论知识与实践相结合的能力。

学习支持

1. 急性支气管炎概述

气管支气管炎是由生物、物理、化学刺激等因素引起的支气管黏膜的急性炎症，可以由病毒、细菌直接感染，也可因急性上呼吸道感染的病毒或细菌蔓延引起本病。过冷空气、粉尘、刺激性气体吸入，以及过敏反应，都可以引起支气管炎症反应。

本病起病较急，常先有急性上呼吸道感染症状，可有发热，多于3～5天降至正常。咳嗽、咳痰，先为干咳或少量黏液性痰，随后可转为黏液脓性或脓性，咳嗽可延续2~3周才消失。如支气管发生痉挛，还会出现喘息。医生用听诊器检查可在两肺听到散在粗大的干、湿性啰音，此时细心的家长把手放在患儿背部可发现有痰液震动的感觉。

本病大多为自限性，通常持续1~2周后可自行痊愈，因此治疗主要采用对症治疗，同时注意休息、保暖、多饮水、均衡饮食。如咳嗽咳痰明显可使用医生开具的止咳祛痰药，如伴有喘息可使用解除支气管痉挛的药物雾化或口服。如果有明确的细菌感染证据，应按医嘱使用抗生素治疗。由于有部分支气管炎可能向呼吸道深部蔓延导致肺炎，应密切观察患儿的呼吸状况，如果出现呼吸次数明显增快、呼吸困难或儿童精神状态差等应及时就诊。

2.儿童急性支气管炎的照护

表5-2　儿童急性支气管炎的家庭照护

项目	预防操作要点
衣	不宜给儿童穿衣过多，尤其是发热时不宜“捂汗”，发热早期患儿感觉冷时可适当增加衣物，体温升高手脚温暖后不宜穿太多，以便散热降温。退热时常有大量出汗，可采用柔软的干毛巾隔汗或及时换掉汗湿的衣物
食	保持饮食均衡，多饮水。不吃辛辣等刺激性食物。对于咳嗽剧烈，咳嗽后容易呕吐的患儿，应适当减少每餐的摄入量，少量多次进餐
住	病情较重应卧床休息，室内保持空气流通，保持适宜的温度18~22 ℃。湿度保持在55%~65%，保持环境整洁，避免接触变应原
行	患病期间减少外出，避免剧烈运动。确需外出时需戴上口罩，咳嗽或打喷嚏时用餐巾纸或者衣袖遮住口鼻，避免交叉感染
用药	如果鼻阻、流涕等症状严重可使用复方感冒制剂，或使用生理盐水滴鼻。如咳嗽咳痰严重，应按照医嘱使用止咳祛痰药
就医	如果宝宝精神差、高热不退、呼吸急促费力，需立即就医

拓展内容

3.立即就医指征

婴幼儿呼吸困难是上述照护要点中多次提到的需要立即就医的紧急情况，是婴幼儿病情加重的一种表现。由于婴幼儿年龄小，常常不能主动描述自己的感觉，所以更需要我们掌握呼吸困难的表现形式，及时判断婴幼儿是否出现了呼吸困难。以下是几种呼吸困难时的表现：

三凹征：胸骨上窝、锁骨上窝和肋间隙在吸气时出现明显凹陷。

点头呼吸：宝宝呼吸时出现点头，即吸气时头向后仰，而呼气时头又恢复原位，而且头是随着呼吸有节奏地后仰和前俯。

鼻扇：宝宝的双侧鼻翼随呼吸运动扇动，看起来鼻孔随呼吸开大与缩小。

呼吸急促：呼吸频率较平时明显增快。呼吸频率增快往往提示肺炎，尤其是5岁以下儿童。

4.儿童呼吸增快的判定标准（平静时观察1 min）

表5-1　儿童呼吸增快的判定标准

月龄	呼吸次数
< 2月龄	≥ 60 次/min
2月龄～1岁	≥50次/min
1～5岁	≥40次/min
> 5岁	≥30次/min

任务评价

主题	内容	优秀	良好	一般	较差	很差
学习态度	能准时参加全部课程，按时提交作业，及时查阅教师上传的学习材料	5	4	3	2	1
专业知识	掌握婴幼儿急性支气管炎的照护及送医时机。理解婴幼儿急性支气管炎和上呼吸道感染的区别及照护异同点	5	4	3	2	1
研讨精神	积极参与讨论，对其他人的发言能提出合理的分析和见解	5	4	3	2	1
团队协作	能很好地融入课堂小组讨论，共同推进学习进程	5	4	3	2	1
沟通交流	能够清晰准确地表达自己的观点，与他人交流时态度语气恰当	5	4	3	2	1
人文素养	能够关注医学人文知识，有意识地树立职业精神	5	4	3	2	1
信息素养	会检索常见的医学专业文献数据库，主动阅读医学文献	5	4	3	2	1
实践应用	能独立实施婴幼儿急性支气管炎的家庭照护。能判断婴幼儿急性支气管炎病情加重的表现，呼吸增快的定义，掌握及时送医的指征	5	4	3	2	1
自我小结						

任务三 肺炎

任务描述

小儿急性肺炎四季均会发生，在冬、春季节高发，3岁以内的婴幼儿易患。临床表现为发热、咳嗽、气促、呼吸困难和肺部细湿啰音，也有不发热者。本任务主要针对肺炎的症状、照护和预防进行理论讲解和实操介绍，学生重点掌握急性肺炎的照护及预防。

(1)小组讨论，完成工作表单1。

(2)阅读相关材料，完成工作表单2。

(3)分析材料，完成工作表单3。

(4)分析案例，完成工作表单4。

任务准备

(1)用物准备：家庭常用护理工具、体温计、毛巾等。

(2)照护者准备：掌握照护相关知识，会使用体温计、提前和患儿及其照顾者沟通，取得他们的信任和理解。

(3)环境准备：安静整洁，光线充足，温、湿度适宜。

任务表单

工作表单1

肺炎识别

结合学习材料进行小组讨论，肺炎和急性支气管炎、上呼吸道感染有什么区别？

工作表单2

肺炎分类

儿童肺炎是儿童期常见的疾病，可能引起严重后果，早期识别儿童肺炎并及时治疗可以减少严重后果的发生。请结合学习材料，分析如何识别儿童肺炎，尤其是重症肺炎？

工作表单3

肺炎预防

预防肺炎的发生是防止严重后果发生的重要步骤，请结合学习材料及任务一、二中相关内容思考如何预防婴幼儿肺炎的发生。

工作表单4

婴幼儿肺炎的照护

通过相关材料学习，结合病例分析如何对肺炎患儿进行照护并模拟操作。

花花1岁2个月，3天前出现发烧，并且有鼻塞、流清鼻涕、单声咳嗽的症状。爸爸妈妈给她吃了一些感冒药，觉得效果不明显。近一日来花花仍反复发烧，体温高达39.3 ℃，咳嗽比前几天严重了，几乎一天到晚都在咳嗽，咳嗽的时候能听到喉咙有痰的声音，晚上也常常被咳醒，有时还会在咳嗽后吐奶。妈妈还发现花花呼吸的时候肚子起伏比平时剧烈，看起来很费力，呼吸也比平时快，吸气的时候还能听到鼻子不太通畅的声音。这几天精神状态不太好，不愿意玩耍，食欲也很差。

1. 请问花花这种情况应考虑是什么疾病？

2. 医生建议在家治疗，定期复查，在家庭中应该如何照护？

工作表单5

任务分析

任务包括婴幼儿支气管肺炎的识别、预防、照护及送医时机四个重点，主要以小组讨论、小组操作与案例分析等方式进行。在任务中，学生需要提前进行相关资料的查阅并结合所示案例进行思考及设计，授课中教师应结合教学目标与内容，在学生现有基础之上将知识点进行梳理与补充，注意启发学生思考应对方法，其后进行点评和讲解，尤其是普通支气管肺炎和重症肺炎的特点及照护。强调在模拟环境中进行预防或照护操作，可根据任务中提供的病例进行实际操作练习并记录实施过程和结果。结合已有经验和参考权威文献，避免常见误区，如“肺炎是烧出来的”等误区，牢记紧急转诊的注意事项，以此提高学生理论知识与实践相结合的能力。

学习支持

1.肺炎概述

肺炎是婴幼儿时期的常见病，以冬春季多见。在世界范围内，肺炎是导致婴幼儿死亡的最常见原因之一。由于婴幼儿呼吸系统结构和功能发育不成熟，气管及支气管狭窄，黏液分泌少，纤毛运动差，加之免疫功能尚未充分发育，因此容易罹患肺炎。如果合并营养不良，佝偻病、贫血、先天性心脏病等疾病，罹患肺炎和重症肺炎的风险将大大增加。环境因素如气候骤变，居室通风不良等更容易导致肺炎。

肺炎患儿病初常常表现为上呼吸道感染和急性支气管炎，经过或未经治疗后病情逐渐加重，临床表现包括发热、咳嗽、气促、呼吸困难和肺部湿啰音。发热温度大多数较高，在39~40 ℃左右；但新生儿患肺炎时，可出现体温不升，即体温不足35 ℃。开始为频繁的刺激性干咳，随之出现痰鸣音。气促表现为呼吸增快。呼吸困难表现为患儿呼吸费力，出现鼻翼扇动、三凹征、唇周发绀等。肺部湿啰音需要医生检查才能发现，表现为肺部固定的中、细湿啰音。除呼吸道症状外，患儿可伴有精神萎靡，烦躁不安，食欲不振等全身症状。重症肺炎患儿除肺炎的表现严重外，还会表现为持续高热等严重全身中毒症状，或伴有心功能衰竭、脑功能受损等其他重要脏器的功能损害。

肺炎的治疗需采取合理的综合措施，包括积极控制感染，保持呼吸道通畅、纠正缺氧，防治并发症，增强机体抵抗力等。重症肺炎需要住院治疗，而一部分症状较轻的轻型肺炎可在家庭中接受治疗，此时肺炎患儿的家庭照护就非常重要。

由于肺炎可能导致严重的后果，在家庭照护中早期识别并及时就诊、合理治疗可以极大程度避免严重后果的发生。肺炎的识别主要通过肺炎的几大症状来识别，即发热、咳嗽、气促、呼吸困难。普通的上呼吸道感染和急性支气管炎虽然也有发热和咳嗽，但是程度一般较轻，如果婴幼儿已经出现了呼吸次数明显增快和呼吸困难，一定要警惕肺炎并及时就医。医生会通过听诊、拍肺部X光片等方法明确婴幼儿是否罹患肺炎。

2. 婴幼儿肺炎的家庭照护

表5-2 婴幼儿肺炎的家庭照护

项目	预防操作要点
衣	不宜给儿童穿衣过多，尤其是发热时不宜“捂汗”，发热早期患儿感觉冷时可适当增加衣物，体温升高手脚温暖后不宜穿太多，以便散热降温。退热时常有大量出汗，可采用柔软的干毛巾隔汗或及时换掉汗湿的衣物
食	饮食上应给患儿提供清淡、易消化、富有多种维生素的饮食，恢复期病儿应给营养丰富、高热量食物。适当补充水分、喝温热的液体如热水、汤等。不吃辛辣等刺激性食物。对于咳嗽剧烈，咳嗽后容易呕吐的患儿，应适当减少每餐的摄入量，少量多次进餐
住	注意休息，重者卧床休息。室温应保持在18~22 ℃左右为宜，相对湿度55%~60%，以防呼吸道分泌物变干，不易咳出。冬季要定时开窗换气，每次30 min，每天3次，避免对流风
行	患病期间避免外出。执行严格的呼吸道隔离制度，如需到医院就诊等外出时应戴口罩。咳嗽或打喷嚏时用餐巾纸或者衣袖遮住口鼻，避免交叉感染
就医及用药	重症肺炎需住院治疗。轻症肺炎如果经医生判断可以通过口服药、家庭雾化等方法在家治疗的，婴幼儿家长需要遵医嘱按时给婴幼儿提供治疗，并密切观察患儿的病情，如有精神状态差，烦躁不安、高热不退、呼吸困难等情况须及时就医，并按医生的要求复诊，不可擅自停药

3. 重症肺炎的表现

世界卫生组织（WHO）推荐，2月龄～5岁儿童出现胸壁吸气性凹陷、鼻翼扇动或呻吟之一表现者，提示有低氧血症，为重度肺炎；如果出现中心性发绀、严重呼吸窘迫、拒食或脱水、意识障碍（嗜睡、昏迷、惊厥）之一表现者为极重度肺炎，这是重度肺炎的简易判断标准。

重症肺炎常常合并其他器官功能的损害，如心力衰竭、脑功能损害等，如果婴幼儿出现以下这些情况，必须立即送医。

抗生素该用吗

重症肺炎合并心力衰竭：呼吸突然加快>60次/min；心率突然增快>180次/min；突然极度烦躁不安，明显发绀，面色苍白或发灰；尿少或无尿，眼睑或双下肢水肿。

重症肺炎合并中毒性脑病：烦躁、嗜睡、昏迷、惊厥。

4. 肺炎疫苗

接种疫苗是有效的特异性预防措施，具有极佳的卫生经济学价值。目前常见的小儿肺炎可通过疫苗接种预防其发生。肺炎疫苗是预防肺炎链球菌引起的肺炎的疫苗。肺炎链球菌感染是在世界范围内引起死亡的重要原因之一，且是导致婴幼儿肺炎、脑膜炎、中耳炎的主要病原体。目前普遍应用的预防肺炎链球菌疾病的疫苗主要有两类，多糖疫苗（23价多糖疫苗），适用于2岁以上婴幼儿，以及蛋白结合疫苗（7价或13价），可用于2岁以下婴幼儿。

另外，还有预防另一种病原体导致的婴幼儿肺炎的疫苗——B型流感嗜血杆菌结合疫苗也在使用中。它能有效预防由B型流感嗜血杆菌导致的婴幼儿肺炎、脑膜炎、败血症等疾病。和肺炎链球菌一样，B型流感嗜血杆菌也是导致婴幼儿肺炎的主要病原体之一。

目前，以上两种疫苗均属于国家计划免疫的二类疫苗，家长须自行缴费接种。

任务评价

主题	内容	优秀	良好	一般	较差	很差
学习态度	能准时参加全部课程，按时提交作业，及时查阅教师上传的学习材料	5	4	3	2	1
专业知识	掌握婴幼儿支气管肺炎的照护及送医时机；理解婴幼儿支气管肺炎的表现及重症肺炎的特点；了解婴幼儿支气管肺炎的治疗及肺炎疫苗的接种知识	5	4	3	2	1
研讨精神	积极参与讨论，对其他人的发言能提出合理的分析和见解	5	4	3	2	1
团队协作	能很好地融入课堂小组讨论，共同推进学习进程	5	4	3	2	1
沟通交流	能够清晰准确地表达自己的观点，与他人交流时态度语气恰当	5	4	3	2	1
人文素养	能够关注医学人文知识，有意识地树立职业精神	5	4	3	2	1
信息素养	会检索常见的医学专业文献数据库，主动阅读医学文献	5	4	3	2	1
实践应用	能独立实施支气管肺炎的家庭照护；能判断婴幼儿支气管肺炎病情加重的表现，掌握及时送医的指征	5	4	3	2	1
自我小结						

任务四
儿童哮喘

任务描述

儿童哮喘是儿童期常见的呼吸道疾病，表现为发作性咳嗽，喘息和呼吸困难，呈反复发作的慢性病程，严重影响患儿的学习、生活及活动，影响儿童的生长发育。严重的哮喘发作，若未得到及时有效治疗，可以致命。本任务主要针对哮喘急性发作期及缓解期的症状、照护和预防进行理论讲解和实操介绍，学生要重点掌握儿童哮喘的照护和预防。

(1)小组讨论，完成工作表单1。

(2)阅读相关材料，完成工作表单2。

(3)分析材料，完成工作表单3。

(4)分析案例，完成工作表单4。

任务准备

(1)用物准备：家庭常用护理工具、体温计、毛巾，家庭用雾化器，哮喘常用吸入剂等。

(2)照护者准备：掌握照护相关知识，会使用家庭用雾化器，哮喘常用吸入剂、提前和患儿及其照顾者沟通，取得他们的信任和理解。

(3)环境准备：安静整洁，光线充足，温、湿度适宜，避免接触变应原。

任务表单

工作表单1

儿童支气管哮喘和呼吸道感染是属于同一类疾病吗？请说明理由。

工作表单2

哮喘患儿常常因为症状特异性不强而被延误诊断，导致反复发作，影响儿童的身体健康和家庭的生活质量。

通过相关材料的学习，我们如何在日常生活中识别出哮喘儿童？

工作表单3

通过以下材料的学习，请思考如何预防儿童哮喘的急性发作？

工作表单5

工作表单4

儿童哮喘照护的模拟操作

学习相关的材料，结合以下病例分析：

滔滔2岁6个月，2天前受凉后开始流清涕，打喷嚏，继之出现咳嗽。今晨起时出现明显喘息，1 m开外都能听到音调较高的喘鸣音。妈妈觉得滔滔的呼吸明显比平时费力，呼吸次数也明显增快了。这是滔滔第4次喘息了，第一次喘息是1岁3个月，去年冬天共喘息了2次。到医院看病，医生开了雾化治疗和口服药后明显好转。由于家里备有雾化机，医生给滔滔开具了雾化药，要求每天在家雾化2次，还开了一些口服药，让滔滔3天后复诊。生病这几天滔滔精神状态不太好，玩耍容易累，喘不过气，食欲也一般。滔滔爸爸小时候也发生过反复喘息，青春期后好转了。

1. 请问滔滔这种情况应考虑是什么疾病？

2. 医生建议在家治疗，定期复查，在家庭中应该如何照护？

3. 在没有急性发作的时候，应该怎样照顾滔滔才能减少发作，改善预后？

任务分析

任务包括儿童哮喘的识别、预防、照护及送医时机四个重点，主要以小组讨论、小组操作与案例分析等方式进行。儿童哮喘的照护分缓解期和急性发作期照护，差异很大，在上课前，学生需要提前进行相关资料的查阅并结合所示案例进行思考，授课中教师应结合教学目标与内容，在学生现有基础之上将知识点进行梳理与补充，注意启发学生思考应对方法，其后再进行点评和讲解，尤其是对哮喘缓解期和急性发作期的特点和照护要点进行分析，并在模拟环境中进行预防或照护操作练习，并记录实施过程和结果，让学员牢记紧急转诊的注意事项，以此提高学生理论知识与实践相结合的能力。

学习支持

1. 儿童哮喘的概念和识别要点

儿童哮喘是一种严重影响小儿身心健康的常见呼吸道疾病，近年来儿童哮喘的患病率有上升趋势。世界各地哮喘的发病率在0.1%～32%之间。病因可能与遗传基因、年龄、地理位置、气候、环境、种族等有关。儿童哮喘往往有较为明显的家族遗传倾向，既往常伴有婴幼儿湿疹、变应性鼻炎等病史。

临床表现主要有以下几方面：(1)早期表现为患儿受到变应原、冷空气或其他诱因的刺激时，往往首先表现为上呼吸道过敏的症状，如眼痒、鼻痒、打喷嚏、流清涕等，由于婴幼儿对痒的表达困难，往往仅表现为揉眼、搓鼻等。这些症状通常在哮喘发作前可持续数小时或数天。(2)典型表现为突然发作的喘息，可出现高调喘鸣声，不用听诊器或相隔几米内即可听到。呼吸频率加快、呼吸困难，婴幼儿可表现为张口呼吸、鼻翼扇动。大多伴有咳嗽。严重发作时可表现为烦躁不安、发绀、面色苍白、出冷汗。(3)缓解期可无任何症状和体征，对活动无影响，或仅表现为过敏性鼻炎和咽炎的症状。

小儿哮喘的治疗需要坚持长期持续、规范化、个体化的治疗，急性期的治疗主要是快速平喘，缓解呼吸困难；缓解期需要长期使用哮喘控制药物并预防急性发作。因此，家庭照护对儿童哮喘的防治尤为重要。

那么，孩子出现哪些情况我们需要警惕哮喘呢？如果小儿出现反复发作的喘息、咳嗽、气促，甚至家长能听到孩子喘鸣的声音时，我们要及时送孩子去医院检查，医生可根据病史、肺功能检查等确定是否患有小儿哮喘。有的孩子长期干咳，超过2个月以上，但听不到明显的喘息，也有可能是另外一种特殊类型的哮喘，即咳嗽变异性哮喘。也需要择期就医，明确原因。

2. 儿童哮喘急性发作期的家庭照护

(1)儿童哮喘急性发作期照护以呼吸道管理为主，由于哮喘的急性严重发作可能导致严重后果，因此需要更加密切的症状监测，如出现呼吸困难加重、说话不能成句、面色青紫等情况，需要立即就医。

（2）室温应保持在20 ℃左右为宜，相对湿度55%~65%，以防呼吸道分泌物变干，不易咳出。冬季要定时开窗换气，每次30 min，每天3次，避免对流风。

（3）注意休息，避免剧烈活动，避免劳累或出汗后再次受凉。

（4）饮食上应给患儿提供清淡、易消化、富有多种维生素的饮食，恢复期病儿应给营养丰富、高热量食物。适当补充水分、喝温热的液体如热水、汤等。不吃辛辣等刺激性食物。

（5）哮喘发作的诱发因素最常见的是接触变应原和感染，因此，急性发作期间尤其要注意避免接触已知变应原，如果变应原未知，则应该尽量保持环境整洁干净。减少外出，避免到人员密集场所，家人感冒应回避，避免反复发生呼吸道感染。

（6）严重的哮喘急性发作需住院治疗。轻症发作如果经医生判断可以通过口服、吸入用药及家庭雾化等方法在家治疗的，婴幼儿家长需要遵医嘱按时给婴幼儿提供治疗，并密切观察患儿的病情，如患儿出现明显呼吸困难，说话不能成句，面色青紫等情况需立即就医。无特殊情况仍应按医生的要求按时复诊，不可擅自停药。

3. 儿童哮喘缓解期的家庭照护及急性发作的预防

（1）鼓励患儿坚持每日定时测量呼气流量峰值（PEF）、监测病情变化、记录哮喘日记，如果是婴幼儿，需要家长主导记录。

（2）应注意儿童有无哮喘发作先兆，如咳嗽、气促、胸闷等，一旦出现应及时使用应急药物以减轻哮喘发作症状。

（3）坚持长期规范治疗：病情缓解后应继续使用长期控制药物规范治疗，定期到医院复查，评估哮喘控制水平，适时调整治疗方案，直至停药观察。

（4）详细了解和总结以往发作的诱因和规律，和医生一起讨论，根据患儿具体情况采取一切必要的切实可行的预防措施，包括避免接触变应原、避免接触诱发因素，防止哮喘发作、保持病情长期控制和稳定。

（5）对于并存疾病治疗：半数以上哮喘儿童同时患有变应性鼻炎，有的患儿并存鼻窦炎、阻塞性睡眠呼吸障碍、胃食管反流和肥胖等。这些共存疾病可影响哮喘的控制，须同时进行相应的治疗。

（6）加强身体锻炼，增强机体的抵抗力。建议多陪孩子做些温和的运动，如慢跑、游泳等，这样能够提高孩子的心肺功能、增强耐力。

4.咳嗽变异性哮喘

咳嗽变异性哮喘(CVA)是指以慢性咳嗽为主要或唯一临床表现的一种特殊类型哮喘。咳嗽变异性哮喘往往容易被误诊为支气管炎。全球哮喘防治创议(GINA)中明确提出咳嗽变异性哮喘是哮喘的一种形式,它的病理生理改变与哮喘一样,也是持续气道炎症反应与气道高反应性。它在儿童中的患病率大约为0.77%~5.0%。发作有一定的季节性,以春秋为多。

咳嗽变异性哮喘是儿童慢性咳嗽最常见原因之一,以咳嗽为唯一或主要表现。诊断依据如下:

(1)咳嗽持续>4周,常在运动、夜间和(或)凌晨发作或加重,以干咳为主,不伴有喘息;

(2)临床上无感染征象,或经较长时间抗生素治疗无效;

(3)抗哮喘药物诊断性治疗有效;

(4)排除其他原因引起的慢性咳嗽;

(5)支气管激发试验阳性和(或)最大呼气峰流速(PEF)变异率(连续监测2周)≥13%;

(6)个人或一、二级亲属过敏性疾病史,或变应原检测阳性。

以上第1~4项为诊断基本条件。

咳嗽变异性哮喘常常被误诊为支气管炎、反复呼吸道感染,一直按细菌感染用抗生素治疗,并因为治疗不满意,抗生素应用不断升级,影响患儿的身心健康并给家庭带来经济负担。所以,对于有长期慢性咳嗽的患儿,我们应该考虑到这一疾病。

咳嗽变异性哮喘的治疗原则与哮喘相同,因发病机制与哮喘病相同,都是存在气道慢性变态反应性炎症及气道高反应性的病理改变,所以,较长期地应用控制药物——吸入激素或白三烯受体拮抗剂,能取得较好疗效,疗程可较治疗哮喘时间短。应按照医生的医嘱长期用药并按时复诊调整治疗方案。

5.雾化治疗的注意事项

雾化治疗是呼吸道局部用药,无创、刺激小。因此在呼吸道疾病中非常常用,尤其是哮喘急性发作期,雾化治疗是重要治疗方法。雾化吸入治疗时需注意:

(1)定期消毒雾化器,避免污染和交叉感染。

(2)定期更换雾化器,保证有效输出量。

(3)支气管痉挛严重时,避免超常剂量使用β-受体激动剂,以防严重心律失常的发生。

(4)少数患者雾化吸入后，不仅未出现支气管舒张，反而诱发支气管痉挛，即所谓“治疗矛盾现象”，其原因可能是药液低渗、防腐剂诱发、气雾温度过低或对药液过敏，应寻找原因，注意避免。

(5)对呼吸道刺激性较强的药物不宜作雾化吸入；油性制剂也不能以吸入方式给药，否则可引起脂质性肺炎。

(6)使用氧气驱动雾化时，应注意用氧安全，禁止在有氧附近吸烟或燃明火。

(7)雾化前半小时尽量不进食，避免雾化吸入过程中气雾刺激引起呕吐。

(8)雾化治疗本身对儿童的刺激不大，通过引导大多数婴幼儿都能接受，不宜强行对婴幼儿进行雾化治疗，否则会导致患儿恐惧哭闹，雾化效果也会大打折扣。对于极不配合的婴幼儿，雾化可以在其熟睡时进行。

6. 如何正确地使用哮喘吸入药物

气雾剂是儿童哮喘治疗中最常用、最普遍的一种吸入剂型。这类药物通常是将药物放在一个小巧的装置中，便于携带，其疗效与吸入方法正确与否密切相关，但吸入方法不容易被患儿所掌握。在用药中需要注意以下事项：

哮喘患儿的长期管理

(1)每次使用前必须充分摇匀，使用时将喷嘴保持向下的垂直位。

(2)完全呼气后将气雾剂喷嘴含入口内，然后进行与喷药同步的缓慢深吸气，最好5 s以上，随之屏气10 s，使药物充分扩散到下气道。

(3)对于年龄较小的儿童或同步用药掌握不好的患儿，应该使用气雾剂加储雾罐。将气雾剂摇匀后喷入储雾罐，同时让患儿多次深长吸气，将药物吸入肺内。

任务评价

主题	内容	优秀	良好	一般	较差	很差
学习态度	能准时参加全部课程，按时提交作业，及时查阅教师上传的学习材料	5	4	3	2	1
专业知识	掌握儿童哮喘急性发作期及缓解期的照护，以及急性发作期送医时机；理解儿童哮喘和以前任务中的呼吸道疾病从分类和发病原因上的区别，以及相应的照护要点；了解儿童哮喘患儿的长期管理要点	5	4	3	2	1
研讨精神	积极参与讨论，对其他人的发言能提出合理的分析和见解	5	4	3	2	1

续表

主题	内容	优秀	良好	一般	较差	很差
团队协作	能很好地融入课堂小组讨论，共同推进学习进程	5	4	3	2	1
沟通交流	能够清晰准确地表达自己的观点，与他人交流时态度语气恰当	5	4	3	2	1
人文素养	能够关注医学人文知识，有意识地树立职业精神	5	4	3	2	1
信息素养	会检索常见的医学专业文献数据库，主动阅读医学文献	5	4	3	2	1
实践应用	能独立进行儿童哮喘患儿的家庭照护；能判断儿童哮喘病情加重的表现，掌握及时送医的指征；能完成家庭雾化及常见吸入剂使用的整个操作过程	5	4	3	2	1
自我小结						

项目小结

本项目主要是介绍婴幼儿常见的呼吸系统疾病，以及这些疾病的识别、照护、预防等知识。这类疾病中最常见的是上呼吸道感染，且急性支气管炎、支气管肺炎常常是由上呼吸道感染开始并一步步加重所致。因此，早期识别出上呼吸道感染并予以及时正确的处置和照护是防止疾病进一步加重的重要因素。本项目还包含了另一个常见的呼吸道疾病——哮喘，虽然其发病机制不属于呼吸道感染，但同属呼吸道疾病，在照护方面有许多共通之处。本项目中的各个疾病除提供了权威学习支持材料外，还提供了一些典型病例供学生思考并作为实操练习的参考，希望学生通过学习和演练掌握照护理论和操作，并熟悉呼吸道感染预防的共性和个性特征，通过宣教提高儿童和照顾者的卫生素养。对于各种疾病的送医指征，是涉及婴幼儿的生命安全的重要保障，也是学生应该掌握的重点内容。

思考练习

(1)(单选)急性支气管炎的病程最常见持续时间为(　　)。

A.1~3天　　B.3~5天　　C.5~7天

D.1~2周　　E.2~4周

(2)(单选)6月龄婴儿呼吸次数超过多少即为呼吸增快(　　)。

A.20次/min　　B.30次/min　　C.40次/min

D.50次/min　　E.60次/min

(3)(多选)呼吸道感染的预防手段包括以下哪些(　　)。

A.勤洗手　　B.避免带孩子出入人多的公共场所

C.加强锻炼　　D.合理营养　　E.母乳喂养

(4)在儿童哮喘缓解期我们需要注意哪些问题,以尽量减少哮喘发作?

实践实训

以小组为单位(4~5人),针对以下病例,合作设计一项照护的实施方案,其中包括照护活动的名称、人数、目标、准备、过程、注意事项、延伸等,设计好后进行操作演练并做好记录。

小明,男,1岁3个月,已经咳嗽了一周,咳嗽时有明显的痰响,夜间咳嗽明显,影响睡觉。伴有鼻阻、流脓涕和发热,体温最高38.5 ℃,精神状态好,食欲稍差。昨天到医院就诊,医生诊断小明患“肺炎”,但是病情比较轻,可以在家治疗,开了口服药和雾化药,嘱回家后按时服药,如果病情有加重及时到医院就诊,如无特殊情况,服药3天后复诊。

推荐阅读

[1]王卫平,孙锟,常立文.儿科学[M].第9版.北京:人民卫生出版社,2018.

[2]崔焱,张玉侠.儿科护理学[M].第7版.北京:人民卫生出版社,2021.

项目六

婴幼儿常见消化道疾病预防与照护

项目目标

知识目标：

(1)掌握婴幼儿肠炎、胃食管反流、功能性胃肠病及食物过敏的预防、照护及送医时机。

(2)理解婴幼儿常见类型肠炎的特点、危害及对症处理要点；生理性胃食管反流和病理学胃食管反流的区别及照护异同点；婴幼儿功能性胃肠病的表现；食物过敏的症状及区别。

(3)了解婴幼儿肠炎的病因、流行病学、腹泻的表现、脱水的判断标准，乳糖不耐受的照护和防治措施。

技能目标：

(1)能识别婴幼儿常见消化道疾病。

(2)能综合运用各种方法预防婴幼儿常见消化道疾病。

(3)能正确照护患病的婴幼儿。

情感目标：

关注功能性胃肠病患儿因长期反复疾病导致的心理负担；通过强化婴幼儿常见消化道疾病的预防提升儿童及养护人的卫生素养。

学习重难点

学习重点：

(1)掌握婴幼儿常见消化道疾病的典型症状、识别婴幼儿常见消化道疾病。

(2)能灵活应用婴幼儿照护技能，预防婴幼儿常见消化道疾病。

学习难点：

(1)婴幼儿常见消化道疾病的临床表现。(2)婴幼儿常见消化道疾病的系统照护。

思维导图

- 常见消化道疾病预防与照护
  - 肠炎
    - 肠炎的识别
    - 肠炎的预防
    - 肠炎的照护
    - 送医时机
  - 胃食管反流
    - 胃食管反流的识别
    - 胃食管反流的预防
    - 胃食管反流的照护
    - 送医时机
  - 功能性胃肠病
    - 功能性胃肠病的识别
    - 功能性胃肠病的预防
    - 功能性胃肠病的照护
    - 送医时机
  - 食物过敏
    - 食物过敏的识别
    - 食物过敏的预防
    - 食物过敏的营养管理
    - 食物过敏的照护
    - 送医时机

任务一

肠炎

任务描述

肠炎又称腹泻病，是婴幼儿时期常见的消化系统疾病，好发于6个月至2岁婴幼儿、免疫功能低下的小儿、卫生习惯差者及用药不当导致肠道菌群紊乱者。一年四季均可发病，夏秋季节发病率最高，是造成宝宝营养不良和生长发育障碍的主要原因之一，也是我国儿童保健重点防治的疾病之一。通过对肠炎的概念、发病原因、主要症状、照护和预防知识的掌握，树立科学的照护观念，重视消化道疾病的预防。

（1）小组讨论，完成工作表单1。

（2）阅读相关资料，完成工作表单2。

（3）结合案例，完成工作表单3。

（4）结合材料，完成工作表单4。

任务准备

（1）用物准备：婴儿模型、操作台。

（2）照护者准备：与婴幼儿照护者沟通，解释新生儿照护的目的，征得其同意及配合。

（3）环境准备：安静整洁，光线充足，温、湿度适宜。

任务表单

工作表单1

腹泻是以大便次数增多和大便性状改变为主要特点，伴有呕吐、发热、脱水等症状及不同程度水、电解质、酸碱平衡紊乱，严重者可出现休克、抽搐等症状。

小组讨论：如何辨别腹泻？

工作表单 2

肠炎的预防

结合材料，思考以下问题：

病因：肠炎多数是感染病毒或细菌所引起，其中以病毒最为多见，如轮状病毒、诺如病毒。常见细菌有致腹泻大肠埃希菌、沙门菌、痢疾杆菌、金黄色葡萄球菌等，原虫及真菌亦可导致肠炎。

危害：肠炎轻度时大便 5~8 次/天，并有轻微发热症状，无脱水情况发生；中度时大便泥状、水样、带有黏液、血液或脓，大便超过 10 次/天，并有脱水、高热等情况发生，由于细菌携带毒素，易引起患儿昏睡、痉挛、休克甚至死亡等；重度时患儿大便次数超过 15 次/天，大便水样喷射而出，并有严重脱水，皮肤干燥、眼圈发黑、眼球下凹、口渴、小便较少、不安、呼吸不适、半昏迷或虚脱等现象发生，因水肿及钾的缺乏，常发生肠麻痹等情况，若不能得到及时有效治疗，其死亡率可达 30% 左右。

肠炎如何预防？

工作表单 3

轮状病毒肠炎

结合案例，思考以下问题。

患儿 2 岁，2 日前在餐厅饮用未经煮沸的一杯豆浆后出现呕吐、腹泻，初为黄色稀便，继为蛋花汤样，量多，含少量黏液，无腥臭，无脓血，5~6 次/天，粪汁减少。大便前有哭闹。2 日来饮食减少，饮水后呕吐少量胃内容物，有酸臭味。尿少，色黄。心情烦躁，有发热。入院诊断为轮状病毒肠炎。经医院治疗 4 天后大便次数逐日减少，大便性状好转出院。

1. 请问患儿腹泻期间禁食吗？饮食上该如何调理？

2. 请问轮状病毒肠炎服用抗生素是否正确？

3. 请问如何预防由轮状病毒引起的肠炎？

工作表单4

工作表单5

肠炎的照护模拟操作

生活场景	照护操作要点
衣	
食	
住	
行	
就医及用药	

任务分析

任务包括肠炎的识别、预防和照护三个重点，主要以小组讨论、材料阅读与案例分析等方式进行。在任务中，学生需要提前进行相关资料的查阅并结合所示案例完成任务的设计，教师需要结合教学目标与内容，在学生现有基础之上将肠炎的识别、肠炎的危害、肠炎的预防、肠炎的照护及就医指征等知识点进行梳理与补充，并进行讲解，然后在真实或模拟的环境中进行照护操作，结合已有经验、知识给出肠炎正确照护操作的注意事项，以此提高学生理论知识与实践相结合的能力。

学习支持

（一）病因

1.易感因素

（1）消化系统特点：①婴幼儿消化系统发育尚未成熟，各种消化酶及胃酸分泌少，活力低，不能适应食物质和量的较大变化；②婴幼儿生长发育快，所需营养物质相对较多，胃肠道负担重，容易发生消化功能紊乱。

（2）机体防御功能差：①婴幼儿胃酸低，排空较快，对进入胃内的细菌杀灭能力较弱；②婴幼儿血液中的免疫球蛋白（尤其是IgM、IgA）和胃肠道分泌型IgA（SIgA）均较低，免疫功能差；③正常肠道菌群对入侵的致病微生物有拮抗作用，新生儿出生后尚未建立正常肠道菌群或由于使用抗生素等引起肠道菌群失调，均易患肠道感染。

（3）另外人工喂养的食物及食具极易污染，故人工喂养儿肠道感染的发生率明显高于母乳喂养儿。

2.感染因素

（1）肠道内感染：可由病毒、细菌、真菌和寄生虫引起。轮状病毒是引起婴幼儿秋季腹泻最常见的病原，其次有诺沃克病毒、柯萨奇病毒、冠状病毒、肠道腺病毒等；细菌以大肠埃希菌为主，其次为空肠弯曲菌、耶尔森菌；真菌以白假丝酵母菌多见；寄生虫常见为蓝氏贾第鞭毛虫、阿米巴原虫和隐孢子虫等。

(2)肠道外感染：患上呼吸道感染、中耳炎、肺炎、肾盂肾炎、皮肤感染及急性传染病时，可因发热和病原体毒素作用而并发肠炎。

3.非感染因素

内容拓展

(1)饮食因素：喂养不当是引起轻型腹泻的常见原因，多见于人工喂养儿，常因喂养不定时、量不当、突然改变食物品种、食物成分不适宜等引起，个别婴儿因对牛乳或大豆(豆浆)过敏或不耐受引起腹泻。

(2)气候因素：腹部受凉使肠蠕动增加，天气过热使消化酶分泌减少，而由于口渴摄入乳汁过多，增加消化道负担而致腹泻。

(3)其他因素：原发性或继发性双糖酶缺乏，活力降低(主要为乳糖酶)，肠道对糖的消化吸收不良，使乳糖积滞引起腹泻。

(二)腹泻的表现

1.轻型腹泻

(1)**病史** 常由饮食因素或肠道外感染引起。

(2)**症状** 以胃肠道症状为主，食少，偶有溢乳或呕吐。大便次数增多，每日可达数次，甚至十余次，每次大便量不多，稀薄，呈黄色或黄绿色，有时含少量黏液，并可见白色小块，亦可有泡沫。无脱水及全身中毒症状，多在数日内痊愈。

2.重型腹泻

多由肠道内感染引起，常急性起病，也可由轻型腹泻转变而来。除有较重的胃肠道症状外，还有较明显的脱水、电解质紊乱和全身中毒症状。

不同程度脱水判断标准

(1)**胃肠道症状** 腹泻频繁，大便每日十次甚至几十次，呈黄色水样或蛋花汤样，可有少量黏液，少数患儿也可有少量血便，肛门周围皮肤可发红或糜烂。食欲低下，常伴有呕吐，重者由于胃黏膜损伤出血，可吐咖啡样液体。

(2)**全身中毒症状** 如发热、烦躁、精神萎靡，甚至有生命危险。

(3)**水、电解质紊乱及酸碱平衡失调症状** 表现为眼窝凹陷、皮肤黏膜干燥、弹性差、代谢性酸中毒、低钾血症、低钙和低镁血症。

(三)常见类型肠炎的特点

(1)轮状病毒性肠炎：多见于6月～2岁婴幼儿，秋冬季发病，常常病初发生呕吐，后出现腹泻，大便呈水样或蛋花汤样，无腥臭，易出现水、电解质紊乱的症状，常伴发热和上呼吸道感染症状，为自限性疾病，病程3～8天，大便镜检偶有少量白细胞，大便轮状病毒检测(ELISA法)可快速诊断。

(2)致病性大肠埃希菌性肠炎:多见于2岁以下婴幼儿,多发生在气温较高季节,以5~8月份最多。起病较缓,大便呈黄色蛋花汤样便,有腥臭味和较多黏液,常有呕吐,多无发热和全身症状,大便镜检有少量白细胞,细菌培养可明确诊断。

(3)侵袭性大肠埃希菌性肠炎:主要感染学龄儿童,起病急,腹泻频繁,大便黏冻状含脓血,常伴呕吐、腹痛及里急后重,可有高热,全身中毒症状重,甚至休克。临床表现与菌痢难以鉴别,须做大便培养。

(4)产毒性大肠埃希菌性肠炎:一年四季均有发病,以9~11月为高发季节。本病经粪-口途径传播,潜伏期12~24 h。起病急骤;大便10~20次/天,水样便,腹泻时伴腹痛或绞痛、恶心、呕吐、精神萎靡和发热,严重者伴水、电解质和酸碱平衡紊乱。病程持续数日,有自限性。

(5)金黄色葡萄球菌性肠炎:有长期应用广谱抗生素史,大便黄绿色水样,似海水色,黏液多,有腥臭味;伴有不同程度的全身中毒症状;大便镜检有大量脓细胞和成簇的革兰氏阴性球菌,便培养有金黄色葡菌球菌生长,凝固酶阳性。

(6)真菌性肠炎:多见于营养不良儿或有长期应用广谱抗生素史,患儿常伴鹅口疮;主要症状为腹泻,大便黄稀,泡沫多,有发酵味,有时呈豆腐渣样;大便镜检有真菌孢子体和菌丝,沙氏培养基作真菌培养确诊。

(四)照护

婴幼儿胃肠道发育不够成熟,消化能力差,免疫功能比成人低,生长发育迅速,营养的需求相对较多,胃肠道的负担很重,因而容易发生肠炎。当婴幼儿出现非感染性肠炎以饮食调整为主,注意调整患儿的饮食结构、习惯和规律,停止吃不适宜的食物,多饮水及防止发生脱水,大部分患儿可自愈,切忌随意使用抗生素,不但无效,反而会杀死肠道中的正常菌群,引起肠道菌群紊乱,加重症状。当出现感染性肠炎要在医生指导下用药,用药前应去医院做粪便细菌培养,明确致病菌后再针对病因选择合适的药物治疗。无论何种病因引起的肠炎,照护人员都要严密观察病情发展以及患儿脱水情况,及时叮嘱并为患儿补水、电解质等,防止患儿出现严重脱水,因此婴幼儿肠炎的照护很重要。

(1)环境:保持病室内通风换气,经常进行病室消毒,以保证患儿生活环境清洁。

(2)饮食:根据患儿的病情调整喂养方法,母乳喂养者缩短喂奶时间,延长间隔时间;混合喂养者可停牛奶或其他代乳品,单喂母乳;人工喂养者牛奶量应减少、稀释。

(3)防止交叉感染:照护人员接触患儿前后或换尿布前后均应洗手消毒,并对奶瓶、餐具消毒、灭菌。

(4)臀部:肠炎导致患儿多次大便,使肛门红肿、刺痛,每次大便后要用温水清洗,洗净后保持臀部干燥,如皮肤发红可涂紫草油或红霉素软膏,如表面破溃,可用烤灯照射,注意防止烫伤。

(5)发热:降温应以比较安全有效的物理降温为主,如降低室温,减少衣被,头枕冰袋,予多喂水,出汗者及时擦干汗液后更换内衣裤。当体温在38.5 ℃以上时需对症治疗,如患儿高热不退,应及时送检大便。

(6)预防脱水:造成死亡最重要的原因就是脱水和酸中毒,补充水分和电解质是否及时和充分往往决定着病情发展及痊愈快慢。轻、中度腹泻可采用世界卫生组织推荐的口服补液盐。重度腹泻应及时到医院通过静脉补液纠正脱水。

(7)可服用肠道微生态制剂和肠黏膜保护剂:腹泻时伴有肠道菌群的紊乱,可服用一些肠道微生态制剂或肠黏膜保护剂,可帮助缩短病程,效果良好。

(8)病情变化:照护人员要时刻观察患儿精神、面色、生命体征、大便性状等,并记录腹泻与呕吐的次数、量、性质及其他出入量,发现脱水、电解质紊乱等并发症,及时送医。

(五)预防

(1)加强卫生宣教,宣传预防肠炎和家庭照护知识。

(2)坚持母乳喂养,母乳营养丰富,易被消化吸收,母乳中含有免疫球蛋白,能结合病原微生物,阻止侵入肠黏膜,具有抗感染的能力,并具有增强婴幼儿免疫力的作用。人工喂养者应根据婴幼儿具体情况选择合适的代乳品。

(3)及时合理添加辅食,避免严寒、酷暑断乳。添加辅食采用逐渐过渡的方式。食欲缺乏和发热初期应减少乳制品或其他食品摄入量,以水代替,最好用补液盐配成饮料口服。

(4)注意饮食卫生,培养良好的卫生习惯,注意乳品的保存和乳具、食具的定期消毒。

(5)注意腹部保暖,保持口腔及皮肤清洁,及时换尿布,每次排便后用温开水冲洗臀部。

(6)注意气候变化的照护,避免过热或受凉。

(7)避免长期使用广谱抗生素,以免肠道菌群失调。

(8)感染性腹泻易引起流行,应注意消毒隔离,防止交叉感染。

(9)接种疫苗,口服轮状病毒活疫苗是预防婴幼儿轮状病毒肠炎较为有效的手段。

任务评价

主题	内容	优秀	良好	一般	较差	很差
学习态度	能准时参加全部课程，按时提交作业，及时查阅教师上传的学习材料	5	4	3	2	1
专业知识	掌握婴幼儿常见类型肠炎的特点以及照护技能，了解腹泻的概念，肠炎的病因	5	4	3	2	1
研讨精神	积极参与讨论，对其他人的发言能提出合理的分析和见解	5	4	3	2	1
团队协作	能很好地融入课堂小组讨论，共同推进学习进程	5	4	3	2	1
沟通交流	能够清晰准确地表达自己的观点，与他人交流时态度语气恰当	5	4	3	2	1
人文素养	能够关注医学人文知识，有意识地树立职业精神	5	4	3	2	1
信息素养	会检索常见的医学专业文献数据库，主动阅读医学文献	5	4	3	2	1
实践应用	能独立照护患肠炎的婴幼儿	5	4	3	2	1
自我小结						

任务二
胃食管反流

任务描述

胃食管反流(GER)是婴幼儿较为常见的一类上消化道病症，主要表现是溢奶或呕吐，并且反复多次，易发生于新生儿期，尤其早产儿，可引起严重的并发症。通过对胃食管反流的概念、发病原因、主要症状、照护和预防知识的掌握，树立科学的照护观念，重视消化道疾病的预防。

(1)小组讨论，完成工作表单1。

(2)结合材料，完成工作表单2。

(3)结合案例，完成工作表单3。

(4)阅读相关资料，完成工作表单4。

任务准备

(1)用物准备：婴儿模型、操作台。

(2)照护者准备：与婴幼儿照护者沟通，解释新生儿照护的目的，征得其同意及配合。

(3)环境准备：安静整洁，光线充足，温、湿度适宜。

任务表单

工作表单1

胃食管反流是指由于各种局部或全身原因引起的食管下端括约肌功能不全，使胃内容物逆流入食管及其以上部位而产生的上消化道功能紊乱性综合征。反流的胃内容物包括酸性胃液、不同pH值的食物、碱性胆汁及空气(由于哭闹及胃扩张所致)。反流物可到达食管的任何部位、咽喉部、口腔、鼻腔，甚至通过咽部进入气道。

小组讨论如何判断婴幼儿为胃食管反流?

工作表单2

胃食管反流的预防

结合材料，思考以下问题：

病因：食物进入食道后，由食道向下的蠕动波将食物送入胃中，当食物进入胃内时，下端食道括约肌会关闭，这样可阻止胃内容物反流到食道。但婴幼儿胃蠕动功能较弱，括约肌较为松弛，还会伴有功能缺陷，所以胃内容物容易上溢而反流到食道。胎龄越小或者出生时的体重越轻，胃食管反流的发生概率越大。

危害：胃食管反流时，酸性胃液反流到食道，如食道长期处于酸性环境中，容易发生食道炎、食道糜烂或溃疡、食道狭窄，严重者表现有烦躁不安、易激惹、拒食，更严重者会出现呕血或便血，导致缺铁性贫血。反流物也容易被吸入气管，引起反复发作的支气管肺炎、肺不张，也可引起窒息、猝死综合征。长期呕吐则会出现精神运动发育迟缓。

胃食管反流如何预防？

工作表单3

胃食管反流

女婴，足月儿，2个月，人工喂养。2天前该女婴开始出现拒绝奶瓶，呈弓背体位，吞咽时会伴随一声短促的响声，每次吃完奶后几分钟就吐出，甚至喷出。有时吃完奶后一个小时，会吐出稀薄的奶酪状物质。入睡困难，睡眠浅且时间短，竖抱症状能得到一定缓解。结合案例，思考以下问题：

1.请问宝宝发生了什么情况？

2.请简述发生此种情况的原因和照护要点。

3.如何预防此种情况的发生？

工作表单5

工作表单4

胃食管反流的照护模拟操作

生活场景	照护操作要点
衣	
食	
住	
行	
就医及用药	

任务分析

任务包括婴幼儿胃食管反流的识别、照护与预防三个重点，主要以小组讨论、材料阅读与案例分析等方式进行。在任务中，学生需要提前进行相关资料的查阅并结合所示案例完成任务的设计，教师需要结合教学目标与内容，在学生现有基础之上将婴幼儿胃食管反流的识别、照护、预防以及就医指征等知识点进行梳理与补充，并进行讲解，然后在真实或模拟的环境中进行照护操作，结合已有经验、知识给出婴幼儿胃食管反流正确照护操作的注意事项，以此提高学生理论知识与实践相结合的能力。

学习支持

(一)分类

胃食管反流分为生理性和病理性。生理性反流，由于婴幼儿食管下端括约肌发育不成熟或神经肌肉协调功能差，反流多出现于日间的餐时或餐后，又称“溢乳”，多见于6个月以下婴儿，无器质性病变，生长发育不受影响，多于生后18个月内逐渐好转，通常不需治疗。病理性反流，由于食管下端括约肌的功能障碍、食管黏膜的屏障功能破坏、食管廓清能力降低及胃十二指肠功能失常，导致反流频发，且持续时间长，多发生于睡眠、仰卧位及空腹时，引起一系列临床症状和并发症。

(二)临床表现

病理性胃食管反流可引起一系列临床症状，并可致一些严重的并发症和后遗症。新生儿病理性胃食管反流以呕吐(溢乳)最常见，其次为呼吸暂停(发作青紫)和呛咳。呕吐表现为一般性溢奶、吐奶或进行性喷射性呕吐，呕吐物呈咖啡样物、黄色液体或单纯乳汁。而呕吐为新生儿疾病的常见症状，因此首先要排除先天性器质疾病和肥厚性幽门狭窄、肠旋转不良、胃扭转、环状胰腔等，另外，对非器质性和功能性呕吐也需注意鉴别。

（三）典型症状

（1）溢奶或呕吐是婴儿胃食管反流最突出的表现，生理性反流一般在吐奶后没有不适感，少部分婴儿可发展为胃食管反流病。常见的症状有生长迟缓、喂养困难、拒食、易激惹、哭闹、弓背。

（2）婴儿胃食管反流的消化道外症状发生相对较少，包括反复咳嗽、喘息、吸入性肺炎、姿势异常或斜颈，甚至威胁生命。

（3）食管炎引起喂食困难而摄食不足，营养不良和生长停滞是婴幼儿胃食管反流的重要并发症。食管炎较重时，可引起慢性失血性贫血。

（四）诊断

（1）具有婴幼儿胃食管反流的表现：如反复呕吐、溢乳、反酸、嗳气、烧心、胸骨后痛、吞咽困难、呕血、黑便、声音嘶哑等症状，还有哮喘、反复肺炎、窒息、生长发育不良等并发症。

（2）借用仪器进行诊断：24 h 食管动态 pH 监测、食管钡餐造影、B 型超声波和（或）胆红素值监测均可诊断。

胃食管反流就医指征

（3）电子胃镜是确诊该疾病的金标准，胃镜下食管黏膜无损伤诊断为非糜烂性反流病，有损伤诊断为反流性食管炎。

（4）如有呼吸道表现，应完善胸片、肺功能等相关检查明确诊断。

（五）照护

胃食管反流患儿的病情轻重不等，从疾病进展程度来看，病情差别很大，均应做好病情观察，加强宣教，保持呼吸道的通畅，重症者及时转儿科。胃食管反流在照护时应注意以下几点：

（1）环境：保持房间安静、通风换气，室温应保持在 22~28 ℃。

（2）皮肤：勤换尿布、更换体位、按摩，预防感染。

（3）饮食：食物以稠厚为佳，少量多餐，避免过饱，睡前应禁食。

（4）保持呼吸道通畅：出现胃食管反流时，尽量让婴幼儿侧卧位，头部转向一侧，及时清除其口腔内的分泌物或奶汁，并观察有无呼吸问题。

（5）病情变化：如有青紫、呛咳严重，疑有呕吐物吸入气管时，应及时帮助排出，否则易造成吸入性肺炎。

（6）药物治疗：必要时在医生的指导下可用吗丁啉，每次每千克体重 0.3 mg，每 8 h 一次。

（六）预防

（1）根据婴幼儿的体重、喂养耐受情况，决定进餐量、进餐次数，要少量多餐，每日密切观察婴幼儿的精神状态、体重增长情况。

（2）婴幼儿应增加喂奶次数，缩短喂奶间隔时间，人工喂养儿可在牛奶中加入麦片或谷类食品。大年龄儿童必须合理饮食和生活规律，避免吃酸、辣、生、冷、油炸不易消化的刺激性食物，以高蛋白低脂肪饮食为主。

（3）进餐前后应保持患儿安静，防止哭闹引起腹压增高而诱发呕吐，进餐后，保持躯干竖直体位，轻拍背部，让胃部空气逸出。

（4）体位对防止胃食管反流婴幼儿呕吐、溢奶很重要。一般可采取3种体位：

①俯卧倾斜位，头高脚低30°，使婴幼儿面向左侧，双臂置于身体两侧，于进餐30 min后或睡眠时，每次30~60 min，专人守护。注意头高脚低位不是指抬高枕头。婴儿俯卧位能促进胃的排空，降低反流的频率，减少反流物的吸入。婴幼儿习惯睡姿是双上臂上举，这样可引起膈肌抬高，胃内压随之增加导致反流发生，因此应将患儿双臂置于身体两侧。

②头高脚低斜坡右侧位，是上半身抬高20°~45°，于进餐后30 min或睡眠时，每次30~60 min。

③“双角度”体位，是将患儿头抱于左臂上，面向喂奶时的体位姿势，此时婴幼儿的身体长轴与水平面的角度及患儿左前斜位的角度均为45°~60°，在喂奶后保持这种体位30~60 min。

（5）二手烟会加重婴幼儿反流，避免烟雾环境。

（6）纠正婴幼儿不良饮食习惯，进食中少饮水、少饮用碳酸饮料，因快速胃膨胀损伤食管下端括约肌的修复反应，并产生暂时性食管下端括约肌松弛。

（7）给予心理疏导，使婴幼儿积极配合。

任务评价

主题	内容	优秀	良好	一般	较差	很差
学习态度	能准时参加全部课程，按时提交作业，及时查阅教师上传的学习材料	5	4	3	2	1
专业知识	了解婴幼儿胃食管反流的病因，掌握婴幼儿胃食管反流的识别、照护和预防	5	4	3	2	1
研讨精神	积极参与讨论，对其他人的发言能提出合理的分析和见解	5	4	3	2	1
团队协作	能很好地融入课堂小组讨论，共同推进学习进程	5	4	3	2	1
沟通交流	能够清晰准确地表达自己的观点，与他人交流时态度语气恰当	5	4	3	2	1
人文素养	能够关注医学人文知识，有意识地树立职业精神	5	4	3	2	1
信息素养	会检索常见的医学专业文献数据库，主动阅读医学文献	5	4	3	2	1
实践应用	能识别婴幼儿胃食管反流，能针对婴幼儿胃食管反流采取适宜的照护措施，能根据婴幼儿胃食管反流严重程度及时送医	5	4	3	2	1
自我小结						

任务三
功能性胃肠病

任务描述

胃肠道是人体消化及吸收食物的核心场所。当婴幼儿的胃肠功能出现一定程度的障碍时,常会伴发消化及吸收不良的风险,长期如此可导致婴幼儿出现营养不良或胃肠疾病。因此,应重视胃肠功能障碍婴幼儿的营养状况,及时指导家长合理管理婴幼儿的饮食情况,使其能够及时补足营养,以满足其身体的生理需求,并有效防治功能性胃肠疾病。

(1)小组讨论,完成工作表单1。

(2)结合材料,完成工作表单2。

(3)结合案例,完成工作表单3。

(4)阅读相关资料,完成工作表单4。

任务准备

(1)用物准备:婴儿模型、操作台。

(2)照护者准备:与婴幼儿照护者沟通,解释新生儿照护的目的,征得其同意及配合。

(3)环境准备:安静整洁,光线充足,温、湿度适宜。

任务表单

工作表单1

功能胃肠病的识别

许多婴幼儿因腹痛、恶心、呕吐、腹胀、腹泻、便秘这些症状影响到日常生活而就医,通过一系列的检查和随诊,许多患儿并不能发现器质性病变。直到功能性胃肠病的概念和相应的诊治体系的引入,才对以上病症有了合理的解释,并在认识上出现了重要的转变。

功能性胃肠病是婴幼儿常见的、重要的消化道功能紊乱性疾病。它是由生理—心理—社会综合因素作用下发生的一种非器质性疾病,诊断上需排除器质性病变和生化异常。

小组讨论:功能性胃肠病与胃肠功能障碍是不同的两个症候群,差异性有哪些?

功能性胃肠病

胃肠功能障碍

工作表单2

功能性胃肠病的预防

结合材料，思考以下问题：

材料1.婴幼儿反流

病因：婴幼儿早产、发育迟缓以及口咽、胸、肺、中枢神经系统、心脏或胃肠道先天性异常都是反流的危险因素，当频繁反流且有湿疹或喘鸣发生时，可能为牛奶蛋白过敏。

危害：婴幼儿反流时因疼痛或情绪异常会导致早饱、拒食、多哭，严重者可致生长迟缓、呕血、大便潜血、贫血以及吞咽困难。

婴儿反流如何预防？

材料2.婴幼儿反刍综合征

病因：婴幼儿反刍综合征的发病机制并不清楚。有时因手指或舌刺激腭及咽引起，发育正常的婴幼儿反刍可能是为了得到父母的注意和关心，或由于尝到反流食物的味道而引起的正性反馈。也有认为反刍的发生是与食管与胃同时收缩的波峰有关，可能是由于腹内压突然增高所致。

危害：婴幼儿反刍综合征是罕见的精神性疾病，表现为胃内容物随意地、习惯性地返回到口腔。婴儿甚至可因吞不下食物导致进行性衰竭和死亡。

婴儿反刍综合征如何预防？

工作表单3

功能性胃肠病照护

1.5岁的芳芳，近半年来出现排便困难，大便2~3天一次，最近几天吃得很少，老是说腹胀，现已5天未解大便，今晨起床后说腹痛，上厕所一蹲就是半小时，急得直哭，满脸通红，大便仍拉不出来。儿科就诊，医生发现孩子面色较白，前额长出数个淡红色小疹，形体消瘦，腹部胀气，左下腹摸到一条索状肿块（粪便），肛门有出血征象。诊断为慢性功能性便秘。

结合案例，思考以下问题：

1. 请问芳芳发生功能性便秘的原因可能是什么？

2. 请简述功能性便秘的照护要点。

3. 如何预防功能性便秘？

工作表单5

工作表单4

功能性胃肠病的照护模拟操作

生活场景	照护操作要点
衣	
食	
住	
行	
心理	
就医及用药	

任务分析

任务包括功能性胃肠病的识别、预防和照护三个重点，主要以小组讨论、材料阅读与案例分析等方式进行。在任务中，学生需要提前进行相关资料的查阅并结合所示案例完成任务的设计，教师需要结合教学目标与内容，在学生现有基础之上将功能性胃肠病的分类、识别、预防及照护的模拟操作等知识点进行梳理与补充，并进行讲解，然后在真实或模拟的环境中进行照护操作，结合已有经验、知识给出功能性胃肠病的正确照护操作的注意事项，以此提高学生理论知识与实践相结合的能力。

学习支持

(一)分类

1.婴幼儿反流

胃内容物反流入食管或口腔是婴儿期常见的生理现象。发生在健康婴儿的无并发症的反流属于生长发育问题而不是一种疾病。反流是咽下的食物或分泌物非随意地反流入口腔或溢出，与呕吐不同，它是胃食管反流的一部分。

2.婴幼儿反刍综合征

婴幼儿反刍综合征是一种少见的、由胃内容物自发、习惯性地反流入口而引起的功能性疾病。反刍是新近咽下的食物反流至口腔，再咀嚼，继而再吞咽或吐出。

3.周期性呕吐

周期性呕吐是指反复发生、固定性发作的剧烈恶心、呕吐，持续数小时至数天，间歇期无症状，可持续数周至数月。一旦发作，在最初的数小时内便达到最大强度，然后呕吐渐减轻，但恶心仍持续直至发作结束。发作和停止均非常快速，如不伴水电解质失衡很快恢复健康，也可能最终会发展为偏头痛。

4.婴幼儿腹绞痛

腹绞痛通常是指由肾、胆囊或小肠疾病引起的腹痛，而婴儿腹绞痛是一种行为综合征，特指婴儿长时间哭闹而难以停息的行为。婴儿绞痛定义为易激惹、惊慌、哭吵的发作。

5.功能性腹泻

功能性腹泻是指每日排3次或3次以上不成形便，无痛性，持续4周或4周以上，多见于婴儿期或学龄前期。除大便松散外，患儿往往无其他不适，至学龄期后一般会自动好转。

6.婴幼儿粪便潴留

粪便潴留表现为排便时间超过数分钟，伴尖叫、哭喊，因费力引起的脸色发红或发绀，症状可持续10～20 min，直至软便或稀便排出。每天可有数次排便，出生第1个月即可出现症状，在几周后可自行缓解。

7.功能性便秘

每周排便不足2次，硬质粪块。排便时特别费力，常有排便疼痛或排便不尽感。可伴肛门、直肠梗阻感或阻塞感。

（二）诊断标准

1.婴幼儿反流

3周～12月完全健康婴儿必须符合以下2项条件：

（1）每天至少2次，持续时间≥3周。

（2）无干呕、呕血、吸入、呼吸暂停、生长迟缓、吞咽困难或喂养困难，以及异常姿势。

2.婴幼儿反刍综合征

必须符合以下条件，症状持续至少3个月：

（1）腹肌、横膈和舌反复收缩运动。

（2）胃内容物反流至口腔、吐出或再咀嚼咽下。

（3）有以下至少3条以上。

①发病年龄为3～8个月；

②针对胃食管反流的治疗手段、胆碱能抑制剂、更换配方奶、管饲、经胃造瘘喂养等均无效；

③不伴恶心，痛苦；

④睡眠中以及与外界交流时不发生。

3.周期性呕吐

必须符合以下条件：

（1）至少2次以上剧烈恶心、不停地呕吐或干呕、持续数天或数周。

（2）发作间歇完全恢复正常，间歇数周至数月。

4.婴幼儿腹绞痛

符合下列所有条件（适于自出生至4个月婴儿）：

（1）发作性易激惹、焦躁、哭闹，突然开始、突然停止。

（2）每天发作3小时以上，每周至少3天，至少1周。

（3）无生长迟缓。

5.功能性腹泻

必须符合下列条件：

（1）每天无痛性反复排便3次或3次以上，且大量不成形便。

（2）症状持续超过4周。

（3）在6个月至36个月时出现症状。

（4）排便发生在清醒状态。

（5）如果热量摄入充足，不会出现生长迟缓。

6.婴幼儿粪便潴留

6个月以下婴儿,符合以下2项:

(1)每次排便用力和哭闹至少10 min,才能排出大便。

(2)无其他问题。

7.功能性便秘

至少符合下列2项条件,并持续1个月(适于4岁以下小儿):

(1)一周排便2次或少于2次。

(2)排便动作训练后每周至少出现1次大便失禁。

(3)具有大便潴留的病史。

(4)具有排便困难或排便疼痛的病史。

(5)直肠内存在大量粪便团块。

(6)大块粪便曾堵塞厕所。

(三)照护

婴幼儿功能性胃肠病包括结构或生化异常无法解释的、年龄依赖性的、慢性或复发性症状的各种组合。婴幼儿功能性症状有时伴随正常发育(如婴幼儿反食),或源于对内源性或外源性刺激的适应不良性行为反应(如功能性便秘中粪便潴留是对排便疼痛而形成的反应)。因此对功能性胃肠病的照护取决于个体自主神经、情感和智力发育期以及所伴有的器质性和心理性疾病的综合因素。

1.心理照护:主动关心、安慰患儿,促进治疗和照护的有效实施。

(1)疾病本身引起患儿的恐惧、焦虑、烦躁不安等情绪,可通过讲故事,做游戏分散患儿的注意力。

(2)伴有严重精神心理因素的患儿,在征得患儿家长理解和同意下,可以寻求专业的心理治疗师进行帮助。

2.饮食照护:要根据不同类型的功能性胃肠病采取不同的饮食方案。

(1)严重呕吐的患儿,要禁食、禁水,以防止患儿窒息。

(2)便秘的患儿,可以增加膳食纤维的摄入,如五谷杂粮、新鲜蔬果,并尽量减少食物在肠道的停留时间。

(3)腹泻的患儿,要限制高膳食纤维的摄入,推荐易消化、高营养的食物,避免生、冷、硬食及辛辣刺激性的食物。脂肪不易被吸收且有润肠效果,会加重腹泻,因此,也要禁止高脂膳食的摄入。

(4)腹胀症状为主的患儿,进食时细嚼慢咽,尽量避免摄入易产气的食物,如奶制品、豆类、小麦、土豆、碳酸饮料及含脂肪较多的食物。

(5)其他表现的功能性胃肠病患儿,要建立健康的饮食习惯,不偏食,平衡膳食结构。

3.治疗照护:遵医嘱给患儿服药,严密观察患儿有无不良反应。

(1)用止泻或通便药的患儿要观察用药后大便次数以及每次量的变化。

(2)严重腹泻患儿,注意及时补充液体量和能量,防止发生电解质紊乱。

(四)预防

多数家长对于功能性胃肠病缺乏了解,特别是对腹痛和严重腹泻症状的患儿担忧甚多,作为托育服务工作者要向家长详细解释疾病的相关知识、疾病的照护和注意事项。

1.婴幼儿反流

婴幼儿反流可自行好转,不常规用药,缓解症状以防并发症的发生。餐后改变体位(左侧卧位或俯卧位)和稠厚食物能预防婴幼儿反流。

2.婴幼儿反刍综合征

要给予婴幼儿温柔的关爱、呵护和足够营养,以满足婴幼儿的生理和情感需求。

3.周期性呕吐

该病可有家族史,尽量避免因过食、劳累、精神紧张、情绪波动等因素诱发此病。

4.婴幼儿腹绞痛

(1)提倡母乳喂养,母乳喂养的婴幼儿较少出现腹绞痛。

(2)喂奶时不宜过快、过多、过饱。

(4)每次喂奶后竖起婴幼儿,轻拍其后背,促使胃里的气体排出。

(3)选择不同的方式安抚婴幼儿,让婴幼儿有安全感,如抱或使用襁褓包、摇篮、抚触、唱歌等。

(4)避免婴幼儿肚子受凉。

5.功能性腹泻

平衡膳食,养成良好的饮食习惯。保证婴幼儿日常饮食的健康和安全,不吃生冷寒凉性的食物,同时做好日常保暖。

6.婴幼儿粪便潴留和功能性便秘

(1)排便习惯训练对治疗及预防婴幼儿粪便潴留和功能性便秘至关重要,应自1岁半开始使患儿养成每日定时排便的习惯,以建立正常的排便习惯,并纠正不当、无效的排便动作。

(2)功能性便秘多数是因饮食结构不合理造成,预防和防止复发主要依靠调整饮食。注重膳食纤维的摄入,可以完全不依赖药物。

(3)养成饮水习惯,保证饮水量。除其他原因(如肠蠕动障碍)之外,饮水不足也是其主要原因,特别在夏季更为突出。

(4)增加活动量。

(5)防止因"问题家庭"造成的心理障碍从而引起的功能性便秘。

任务评价

主题	内容	优秀	良好	一般	较差	很差
学习态度	能准时参加全部课程,按时提交作业,及时查阅教师上传的学习材料	5	4	3	2	1
专业知识	了解功能性胃肠病的分类,掌握功能性胃肠病的识别、预防以及照护	5	4	3	2	1
研讨精神	积极参与讨论,对其他人的发言能提出合理的分析和见解	5	4	3	2	1
团队协作	能很好地融入课堂小组讨论,共同推进学习进程	5	4	3	2	1
沟通交流	能够清晰准确地表达自己的观点,与他人交流时态度语气恰当	5	4	3	2	1
人文素养	能够关注医学人文知识,有意识地树立职业精神	5	4	3	2	1
信息素养	会检索常见的医学专业文献数据库,主动阅读医学文献	5	4	3	2	1
实践应用	能识别功能性胃肠病;能针对功能性胃肠病患儿进行系统性照护	5	4	3	2	1
自我小结						

任务四

食物过敏

任务描述

食物过敏是因摄入某种食物（或其中某些“正常”的成分、添加物）而引起的特殊异常反应——食物超敏反应，这种反应与食物中的生物性、化学性有毒有害成分如细菌或霉菌毒素、病毒、化学污染物等无关，也与因主观厌恶某种食物而引起的心理反应无关。

（1）小组讨论，完成工作表单1。

（2）结合材料，完成工作表单2。

（3）结合案例，完成工作表单3。

（4）阅读相关资料，完成工作表单4。

任务准备

（1）用物准备：婴儿模型、操作台。

（2）照护者准备：与婴幼儿照护者沟通，解释新生儿照护的目的，征得其同意及配合。

（3）环境准备：安静整洁，光线充足，温、湿度适宜。

任务表单

工作表单1

食物过敏的识别

变应原进入人体后，免疫系统会将其认定为外来入侵者，导致多种症状迅速出现，甚至会危及生命安全。婴幼儿期常见，可累及全身多个系统。

食物过敏的三种免疫机制及临床表现？

工作表单2

食物过敏的预防

结合学习支持材料，回答以下问题：

食物过敏的预防对象是？

食物过敏的二级预防有哪些措施？

工作表单3

食物过敏的营养管理

贝贝，1月龄，女婴，因血便来儿保就诊。无呕吐发热，大便每天4～6次，少许血丝，无血凝块，稍微稀溏，少许泡沫。生后母乳喂养，妈妈胃口好，什么都吃。妈妈有过敏性鼻炎，变应原不详。查体：身高体重可，颜面有较多湿疹，无肛裂。请回答以下问题。

1. 请问贝贝可能患了什么疾病？

2. 应该怎么处理？

丫丫，1岁。生后6个月被诊断为鸡蛋黄过敏，妈妈特别小心，除了配方奶、米面、胡萝卜之外，没有提供丫丫任何高蛋白食物，比如鱼虾、牛肉等动物食品和其他蔬菜，丫丫反复生病，妈妈述说一吃蔬菜，大便中就看到蔬菜，所以也不敢加任何新的蔬菜，目前体重6.8 kg，身高67 cm。

小组讨论，怎么帮助妈妈做好丫丫的饮食照护？

工作表单4

工作表单5

食物过敏的照护模拟操作

8月婴儿，已经被明确为鸡蛋、牛奶过敏，家长一直给孩子吃适度水解蛋白奶粉，全身目前仍有较多有渗出的湿疹，目前还在吃母乳，已添加米粉，还未加肉等其他食物，请给出具体的照护措施。

生活场景	照护操作要点
衣	
食	
住	
行	
就医及用药	

任务分析

任务包括食物过敏的识别、预防和照护三个重点，主要以小组讨论、材料阅读与案例分析等方式进行。在任务中，学生需要提前进行相关资料的查阅并结合所示案例完成任务的设计，教师需要结合教学目标与内容，在学生现有基础之上将食物过敏判断、识别、预防及照护等知识点进行梳理与补充，并进行讲解，然后在真实或模拟的环境中进行照护操作，结合已有经验知识给出食物过敏患儿正确照护操作的注意事项，以此提高学生理论知识与实践相结合的能力。

学习支持

(一)食物过敏的定义

食物过敏是一种免疫学机制介导的食物不良反应，即一种或多种特定食物成分进入人体后使机体致敏，再次反复进入可导致机体对之产生异常或过强的免疫反应。其产生机制包括IgE介导、非IgE介导和混合型。在过去的二三十年中，全球食物过敏的患病率呈现上升趋势，根据世界过敏组织的数据，西方发达国家学龄前儿童食物过敏患病率高达10%，婴幼儿和儿童发生更常见。食物过敏可导致人体生理功能紊乱和(或)组织损害，主要累及消化系统、呼吸系统、皮肤、心血管系统、神经系统等，进而引发一系列临床症状(如血便、湿疹、过敏性鼻炎、哮喘等)，最终可导致儿童生长发育迟缓、贫血、低蛋白血症等。食物过敏不仅影响患儿生活质量，也给家庭和社会带来沉重的经济负担，因此正确认识食物过敏患儿的代谢改变，及早发现食物过敏患儿的营养问题，尽早、合理、全面地给予食物过敏患儿营养支持治疗，对于改善食物过敏患儿的预后和长期生活质量有重要意义。

绝大多数的食物变应原为蛋白质或者糖蛋白，存在年龄、地域、制作方式和种族差异。婴幼儿常见过敏食物为牛奶、鸡蛋、花生、坚果、大豆、小麦、鱼、虾等8种食物。年长儿常见过敏食物为水果、蔬菜、鱼、虾、花生等，与此期儿童的饮食成分改变相关。苹果、桃子、李子、柠檬、西瓜、香蕉或杏等水果的致敏成分主要分布在果皮，可引起部分儿童出现口腔过敏症，表现为口腔黏膜瘙痒或水肿。相同种类的食物变应原之间存在交叉过敏反应：常见食物交叉过敏反应见表6-1。

表6-1 常见交叉过敏反应的食物表

过敏食物	交叉过敏风险食物	交叉过敏率
一种豆类 如花生	其他豆类：豌豆、扁豆、黄豆	5%
一种木本坚果 如胡桃	其他木本坚果 巴西豆 腰果榛子	37%
一种鱼类 如鲑鱼	其他鱼 剑鱼 鳎目鱼	50%
一种甲壳类 如虾	其他甲壳类 蟹 龙虾	75%
一种谷物 如小麦	其他谷物 大麦 黑麦	20%
牛奶	牛肉 汉堡	10%
牛奶	羊奶 山羊	92%
牛奶	马奶 马	4%

（二）临床表现

食物过敏症状常表现于皮肤和消化道，很少单独出现呼吸道症状。严重过敏反应可在暴露于可疑变应原后数分钟或数小时内症状快速进展，至少累及呼吸或心血管系统，治疗不及时可导致死亡。一旦发生严重过敏反应，如消化道（痉挛性腹痛、呕吐、腹泻等）、皮肤及黏膜（突发全身性荨麻疹、瘙痒、脸红、唇—舌—悬雍垂肿胀等）、呼吸系统（喘鸣、哮喘、呼吸费力、持续剧烈咳嗽、发绀等）、心血管系统（低血压、心律失常、晕厥等）症状，应即刻抢救。

常见食物过敏在各个系统/器官的临床表现，见表6-2。

表6-2 常见食物过敏在各个系统的临床表现

各系统/器官	表现
皮肤	红斑、荨麻疹、血管性水肿、瘙痒、灼热感、湿疹
黏膜	结膜充血和水肿、瘙痒、流泪、睑缘水肿
	流涕、鼻塞、打喷嚏
	口腔、咽部、嘴唇、舌头有不适感或肿胀

续表

各系统/器官	表现
呼吸系统	咽喉的不适、发痒或紧绷感;声音嘶哑、吞咽困难、咳嗽、喘息、胸闷、呼吸困难、发绀
消化系统	恶心、呕吐、腹痛、腹泻、便血
神经系统	头痛、乏力、易激惹、意识障碍、大小便失禁
循环系统	血压降低、心动过速、心动过缓、心律不齐、四肢发冷、面色苍白(周围循环衰竭)

(三)食物过敏的营养照护

诊断:食物过敏需要详尽的病史,仔细地查体,特殊变应原的检测,包括皮肤点刺试验、食物特异性IgE检测、食物激发试验,才能正确诊断。尤其多食物过敏需要更长的诊断时间。

过敏反应临床表现

送医时机:一旦发生急性过敏反应、严重过敏反应、重度过敏反应,或者怀疑食物过敏都应该积极送医院诊治。

诊断明确后,严格回避过敏食物仍是预防食物过敏的唯一公认的治疗办法。对于处于生长发育期的婴幼儿,一方面食物过敏可致喂养困难、消化功能紊乱影响生长发育;另一方面,食物过敏不当的饮食回避、恐惧进食、饮食行为和进食技能的欠缺也可造成营养素摄入不足,尤其是钙、维生素D、铁和锌等关键营养素的摄入不足,可能会导致营养失衡,会对正常生长和发育产生负面影响。约20%的食物过敏儿童可发生生长迟缓和营养不良。应该做好全程综合管理。

1.饮食回避

变应原食物回避是目前治疗食物过敏唯一有效的方法。大多数食物过敏症状可在饮食回避2~4周缓解。饮食回避可采用要素饮食法、依赖过敏测试回避法及经验性饮食回避法。要素饮食法主要在饮食回避后应用要素饮食/氨基酸配方奶粉(AAF)替代,缓解症状迅速,但依从性差;根据过敏测试回避饮食可以取得55%~75%的缓解率;经验性的饮食回避可以有“上阶梯回避法”或“下阶梯回避法”,前者针对病史中有可疑食物摄入及症状相对轻者,采用饮食中回避相对可疑一两种食物观察,后者主要针对症状重或可疑食物不甚明确者,同时回避多种食物,而仅进食几种极少引起过敏的食物,症状缓解后逐步介入前面回避过的食物。目前报道经验性6种食物(即牛奶、鸡蛋、海鲜、坚果、小麦、大豆)回避可取得94%的症状缓解率。母乳喂养者建议继续母乳喂养,母亲进行饮食回避,而非停母乳,除非母亲饮食回避后症状严重且持续;母亲有其他严重疾病或影响母亲健康;母亲心理无法承受。家长们要学会查看食物成分表,避免进食含有变应原食物的加工食品。

尤其在以下情况下,母亲须严格饮食回避:婴儿对母乳中的变应原发生过急性过敏反应;婴儿对直接摄入的变应原产生严重全身性过敏反应;尽管母亲摄入较少致敏食物仍引起婴儿慢性症状;婴儿对常触发严重反应的食物有反应,这类食物通常由母亲在餐中大量食用(如花生、坚果、鱼、贝壳类)。

当母乳喂养的婴儿在诊断为食物过敏前无慢性症状病史或者当母亲减少饮食中变应原可使轻微的慢性症状消退时,可允许母亲减少变应原摄入,如小于或等于诊断前摄入量,或者对牛奶或鸡蛋来说,烘焙后食用。

2.食物替代品

人乳喂养婴儿:多因母亲摄入牛奶制品致婴儿牛奶蛋白过敏。建议母亲持续回避牛奶制品并继续人乳喂养,但哺乳母亲需补钙(800~1000 mg/天)。若母亲回避牛奶制品仍不能缓解患儿的过敏症状,则应采用低敏配方进行喂养,可以保证患儿匀速生长。

配方乳喂养婴儿:可选用低敏配方喂养(氨基酸配方或深度水解蛋白配方)。氨基酸配方不含牛奶蛋白,适于重度牛奶过敏患儿或多食物过敏的患儿。深度水解蛋白配方(eHF)仍残留少许免疫原性,约10%婴儿不能耐受,适于轻中度牛奶过敏患儿。eHF和AAF的口感均较差,导致家长和患儿的依从性均较差,因此需要逐步添加或适度调整其口感,让患儿最终能接受,以保证进食量,促进体格生长。如果患儿拒绝进食低敏奶粉,而且没有大豆蛋白过敏,经济状况欠佳等情况下,患儿可在半岁后选择大豆蛋白奶粉进行喂养。羊奶与牛奶有交叉过敏,各国指南均不建议采用羊奶来替代牛奶。

其他过敏食物的替代:常见变应原食物包括牛奶、鸡蛋、鱼虾、花生、大豆、坚果、小麦、柑橘等8种食物,含有各种必需氨基酸、必须脂肪酸和微量营养素。如果长期回避,就可能缺乏这些宏量和微量营养素,因此,在回避变应原期间,需要寻找富含上述营养素的替代食物进行补充,见下表6-3,6-4。

表6-3 常见变应原中所含的微量营养素以及可用来替代这些致敏食物的食物

致敏食物	提供的微量营养素	适宜的替代食物
牛奶	维生素A、维生素D、维生素B_2、泛酸、维生素B_{12}、钙、磷	肉类、豆类、粗粮、坚果、强化食物/饮料(含B族维生素、钙和维生素D)
鸡蛋	维生素B_{12}、维生素B_2、泛酸、生物素、硒	肉类、豆类、全谷类
大豆	硫胺素、维生素B_2、吡哆醛、叶酸、钙、磷、镁、铁、锌	肉类、豆类

续表

致敏食物	提供的微量营养素	适宜的替代食物
小麦	硫胺素、维生素 B_2、烟酸、铁、加强叶酸	有选择性的谷物（大麦、大米、燕麦、玉米、黑麦、藜麦、大豆等）以及土豆
花生或坚果	维生素E、烟酸、镁、锰、铬	全谷类、植物油
鱼或贝类	维生素 B_6、维生素E、烟酸、磷、硒、ω-3脂肪酸、叶酸、铜、锌、钾	全麦、肉类、油、大豆、亚麻籽、坚果

表6-4　常见营养素食物来源

营养素	替代的食物来源
钙	强化饮品（大豆、大米、燕麦、杏仁、可可、亚麻、土豆），钙强化豆腐，钙强化果汁，虾皮
维生素D	强化饮品，强化奶油，强化替代酸"奶"，鱼油，三文鱼和其他多脂鱼
维生素 B_{12}	肉、鱼、家禽、鸡蛋、强化代"奶"饮品
维生素A	肝，蛋黄，强化奶油，深叶蔬菜，深橙色水果和菜，强化替代饮品
铁	血、肝
锌	红肉类、动物内脏
脂肪	植物油、奶油、鳄梨、肉、鱼、花生、坚果、种子
蛋白	肉、鱼、家、鸡蛋、大豆制品、花生、其他豆类、坚果和种子

3. 药物对症治疗

避致敏食物的同时，如症状严重需转皮肤科、呼吸科、耳鼻咽喉科及消化科医生对症治疗。食物蛋白诱发的严重过敏反应危及生命，需迅速处理。肾上腺素是治疗严重过敏反应的首要药物。

治疗进展：特异性免疫疗法、中药、益生菌等，还需要更多研究支持。

（四）食物过敏的预防

1. 预防对象

主要靶向食物过敏的高危人群——至少一位一级亲属患过敏性疾病的婴幼儿，也就是有特应性疾病家族史阳性的婴幼儿为高过敏风险婴幼儿。尤其父母双方都过敏的婴幼儿发生过敏的概率达70%~80%。目前认为已有食物变应原或环境变应原致敏的婴幼儿也是高危人群。由于没有过敏家族史但是发生过敏的孩子发生过敏的人数与有过敏家族史发生过敏的人数相当，所以，有学者也提出过敏的预防应该针对所有婴儿，不仅仅是高危儿。

2. 预防策略

按食物过敏的发生发展分为Ⅰ、Ⅱ、Ⅲ级预防。Ⅰ级预防是阻断食物致敏过程，但是比较难于控制。食物过敏的预防主要采取Ⅱ、Ⅲ级预防。

3.预防措施

（1）Ⅰ级预防措施。孕母饮食及生活：产前控制饮食对预防婴儿过敏的效果尚不明确，且限制性饮食可能引起产妇或胎儿营养不良。因此，普遍建议母亲在怀孕期间享受健康的饮食，不受限制。吸烟亦是引起致敏的重要因素，母亲吸烟增加患儿过敏风险，应尽量避免主动和被动吸烟，以减少婴儿出生后患呼吸系统疾病、避免加重支气管哮喘。

（2）Ⅱ级预防措施。

纯母乳喂养：建议所有婴儿，包括过敏高风险婴儿纯母乳喂养至少4～6个月。大量研究表明母乳含有丰富的营养成分和免疫成分有利于健康，尽管预防过敏的研究缺乏，但仍积极推荐。近年的临床也展示母亲在哺乳期间对某些食物的回避对预防或延迟婴儿过敏性疾病的发生证据不足。因此，哺乳期母亲无须回避可疑的常见变应原食物。

适度水解蛋白配方：当母乳不足或不能的时候可以选择经过临床研究认证的适度水解蛋白配方奶粉至4月龄或更长时间，不推荐采用大豆蛋白配方或其他动物乳预防牛奶蛋白过敏。低敏配方奶粉中的酪蛋白或乳清蛋白经过酶解、加工、超滤等工艺处理后得到小分子肽段混合物，降低了牛奶蛋白抗原性的同时保留了适量抗原活性，可以诱导婴儿产生口服免疫耐受。

益生菌：尽管缺乏强有力证据支持，世界过敏组织（WAO）指导小组建议：①孕妇：对于有高过敏风险儿童的孕妇可使用益生菌；②母乳喂养：对于有高过敏风险的婴儿，母乳喂养的妇女可使用益生菌；③婴儿：对可能发展为过敏的高风险婴儿可使用益生菌。主要因为肠道微生物群可以调节免疫和炎症系统反应，从而影响敏感和过敏的发展。据报道，益生菌对免疫应答进行了调节，故提出了补充剂作为预防性干预措施。

n-3多不饱和脂肪酸：作用与益生菌相似，可能通过发挥免疫调节作用，但目前还缺乏有力证据。

维生素D：维生素D参与免疫系统的调节，它可能在哮喘和其他过敏性疾病的发展、严重性和病程中发挥作用。然而世界过敏组织指导小组发现，并没有证据支持维生素D的补充能降低儿童过敏性疾病的风险。

辅食添加：辅食添加时间为4~8个月，不早于4个月，不晚于8个月。过早过晚都不利于过敏预防。有研究表明，延迟固体食物的添加并不能减少过敏性疾病的发生，提早添加如对湿疹3月龄婴儿添加花生反而减少了花生过敏的发生。但是否能早期添加其他食物还需更多研究。

（3）Ⅲ级预防措施。建议食物过敏治疗的回避期间，需要过敏专科医生和营养师的共同指导，避免发生前述的营养不良和生长障碍，减少减轻其他食物过敏、过敏性鼻炎和哮喘发生发展的风险（参考前面的食物过敏营养照护）。加强健康教育：

重点针对家长进行食物过敏的定义、危害、种类、预防和治疗等各方面的综合宣教，促进家长定期带孩子进行食物过敏的长期纵向管理。教会家庭成员正确看待食物过敏，合理规划日常生活，做好相互的支持帮助，避免影响患儿和家人的生活质量。

教会家长学会严重过敏反应发生的识别以及急救。必须随时准备着在任何情况下接受无意意外摄入导过敏反应发生的急诊急救。

成功回避变应原理论上很简单，但实际上需要大量的患者教育。

指导阅读食物包装上的标签，在家制备安全的膳食，以及避免餐馆用餐时的食物变应原接触和摄入。

必须避免在各种情况下如外出活动、出门旅游、乘坐各种交通车辆等各个生活环节中，通过交叉接触食物而导致意外暴露。

教会家长学会查看食物成分表，关注警示性标签，教会家长和家庭成员正确选择替代食物。

食物成分可能会是一些非食物物品的组分，如药物和疫苗。也可能混合进一些无意中摄入的物质，如化妆品和儿童工艺品。最后，接吻或共享器具期间可能暴露于含变应原的唾液。

食物过敏反应通常发生在摄食后。但其他暴露途径，如皮肤暴露或吸入，也可能导致过敏反应，尤其高度敏感的个体。如果皮肤破损则增加食物过敏发生风险；食物雾化是由烹饪或处理（如煮、煎、擦屑、切碎、研磨）导致的，在雾化期间，实际的食物物质，包括蛋白质，可能经空气播散，如果孩子对这个食物高度过敏，那么只有吸入这种变应原食物，就可以发生哮喘或呼吸反应。为此，高度敏感的个体应回避可能吸入雾化食物的情况，包括接近烹饪致敏食物时的水蒸气和蒸气，或者接近涉及切、研磨或用力处理致敏食物的活动。

（五）食物过敏的家庭照护

表6-5　婴幼儿食物过敏的家庭照护

生活场景	照护操作要点
衣	患儿体质敏感，勤换衣物和被褥，应用棉质布料，尽量少接触毛线、丝织品等易致敏物品。避免穿戴或遮盖过多，引起出汗
食	一旦明确变应原食物，则尽可能严格回避，其他非致敏食物正常进食。需要选择替代的营养食物，辅食添加时间为4~8月，同非食物过敏儿童。除了不进食变应原食物，其他食物的形状、质地、大小、顺序都同非食物过敏儿

续表

生活场景	照护操作要点
住	建议室内温度以20~25 ℃为宜，湿度则以50%~60%为佳，减少汗渍加重病情；无烟、清洁环境、勿过度消毒环境。高过敏体质者注意加强皮肤护理，避免吸入雾化过敏食物。保持环境清洁，避免过度消毒
行	注意外出就餐、旅游、乘坐交通车期间的无意接触或摄入等导致过敏发生，准备好抗过敏的药物、药膏。了解所去地方的医疗机构，做好急救准备
就医及用药	如果湿疹、荨麻疹等皮肤症状明显，需涂抹保湿制剂、类固醇皮质激素药膏或免疫抑制剂药膏，按照医嘱阶梯治疗。也可遵医嘱选择益生菌或DHA等营养补充剂，如果全身过敏反应严重，需要进行口服、注射或静脉使用抗组胺药、肾上腺素进行系统治疗

任务评价

主题	内容	优秀	良好	一般	较差	很差
学习态度	能准时参加全部课程，按时提交作业，及时查阅教师上传的学习材料	5	4	3	2	1
专业知识	掌握食物过敏的识别、预防与照护，了解食物过敏的区别	5	4	3	2	1
研讨精神	积极参与讨论，对其他人的发言能提出合理的分析和见解	5	4	3	2	1
团队协作	能很好地融入课堂小组讨论，共同推进学习进程	5	4	3	2	1
沟通交流	能够清晰准确地表达自己的观点，与他人交流时态度语气恰当	5	4	3	2	1
人文素养	能够关注医学人文知识，有意识地树立职业精神	5	4	3	2	1
信息素养	会检索常见的医学专业文献数据库，主动阅读医学文献	5	4	3	2	1
实践应用	能区别食物过敏；能独立照护食物过敏的患儿	5	4	3	2	1
自我小结						

项目小结

本项目主要通过小组任务的形式进行，学生通过讨论、操作、汇报等方式，理解常见消化道疾病的照护意义和原则；热爱婴幼儿，提升职业精神；熟悉常见的消化道疾病，掌握常见消化道疾病的预防方法和照护要点等专业知识；能与团队合作，正确运用专业知识系统性照顾护理患有常见消化道疾病的婴幼儿，基于所掌握的专业知识与家长进行沟通，跟踪家长反馈、反思提升教学质量。

思考练习

1.引起肠炎的病因有哪些？

2.（单选）有关小儿胃食管反流的特点，下列不正确的是（　　）。

A.病理性反流常为喂养不当造成

B.生理性原因是婴儿贲门括约肌发育不全

C.反复胸骨后烧灼感、反酸、呕吐和生长发育迟缓者，谓之胃食管反流病

D.发病率较高，一般18个月内逐渐好转

E.未经治疗，可引起营养不良、吸入性肺炎、哮喘等并发症

3.功能性腹绞痛如何照护？

实践实训

针对常见消化道疾病的症状，以小组为单位（4~5人）合作设计“对一个反复腹泻、食欲差，最后营养不良的6个月婴儿进行照护”的实施方案，包括照护活动名称、活动人数、活动目标、活动准备、活动过程、活动注意事项、活动延伸，并做好登记。

推荐阅读

[1]王宝西．继续关注儿童功能性胃肠病临床研究[J]. 中国妇幼健康研究，2017，28（2）.

[2] 余金丹，陈洁．婴幼儿功能性胃肠病罗马Ⅲ标准[J]. 临床消化病杂志，2007，19（5）.

内容拓展

项目七

婴幼儿神经精神系统疾病预防与照护

项目目标

知识目标：

(1)掌握发育迟缓、睡眠问题、孤独症谱系障碍和儿童问题行为的识别与处理的早期筛查、诊断、治疗和预防。(2)理解发育迟缓、睡眠问题、孤独症谱系障碍和儿童问题行为的定义、病因。(3)了解发育迟缓的原因，睡眠功能、睡眠特点，孤独症谱系障碍的历史、流行病学及病因，儿童问题行为影响因素。

技能目标：

(1)能早期识别睡眠问题，能对孤独症谱系障碍儿童做出早期识别，能针对儿童问题行为分析其产生原因。(2)能对发育迟缓儿童做出有效指导，能处理儿童常见睡眠问题，能初步完成对孤独症谱系障碍儿童照护及早期干预的指导，对儿童问题行为做出正确的处理。

情感目标：

以促进婴幼儿健康成长为根本，具有认真负责、科学严谨的态度。

学习重难点

学习重点：

发育迟缓的临床表现，识别、照护异常的睡眠问题，孤独症谱系障碍儿童早期识别，儿童问题行为的处理。

学习难点：

筛查识别偏离发育轨迹的儿童，预防儿童常见睡眠问题，对孤独症谱系障碍儿童开展针对性指导，对儿童问题行为做出有效的处理。

思维导图

- 婴幼儿神经精神系统疾病预防与照护
  - 发育迟缓
    - 发育迟缓的概念
    - 发育迟缓的表现
    - 发育迟缓的识别
    - 发育迟缓的诊断
    - 发育迟缓的治疗
    - 发育迟缓智力低下的预防
  - 睡眠问题
    - 睡眠的功能
    - 儿童睡眠的特点
    - 常见儿童睡眠问题
    - 儿童睡眠问题的预防
    - 托育机构及家庭睡眠卫生指导
    - 儿童行为睡眠问题的处理
  - 孤独症谱系障碍
    - 孤独症谱系障碍概述
    - 孤独症谱系障碍识别
    - 孤独症谱系障碍标准
    - 孤独症谱系障碍的照护及干预原则
  - 儿童问题行为的识别与处理
    - 儿童问题行为概述
    - 儿童问题行为分类
    - 儿童问题行为影响因素
    - 儿童问题行为预防
    - 儿童问题行为处理

任务一

发育迟缓

任务描述

发育迟缓特指5岁以下儿童采用标准化发育诊断量表评估存在发育维度的显著落后。智力障碍又称智力低下，通常指18岁以前智力明显低于同龄人正常水平，同时伴有社会适应性行为缺陷的发育障碍性疾病。

(1)结合材料，完成工作表单1。

(2)阅读相关资料，完成工作表单2。

(3)阅读相关资料，完成工作表单3。

(4)小组讨论，完成工作表单4。

任务准备

(1)用物准备："儿童心理行为发育问题预警征象"及婴幼儿养育相关健康指导资料。

(2)照护者准备：与婴幼儿照护者沟通，解释婴幼儿发育迟缓评估指导的目的，征得其同意及配合。

(3)评估者准备：仪表端庄，衣帽整洁，态度和蔼。

(4)环境准备：安静整洁，光线充足，温、湿度适宜。

任务表单

工作表单1

劳拉的烦恼

劳拉的儿子3岁了，还不会说话，经常大发脾气、尖叫，哭的时候会哭很长时间，很难安抚。劳拉发现给他穿衣服也很困难，要么不愿意穿上，要么不愿意脱下来。他显得精力旺盛，总是不停地走来走去，来回跑动，很难让他安静地坐下来。常常一个人玩，不跟别的小朋友一起玩。喜欢反复转动玩具车的轮子，当劳拉试图教他玩具汽车的新玩耍方式时，他会变得非常烦躁，并且把妈妈推开。为此，劳拉觉得很烦恼很无助。

结合案例，思考下面问题：

结合案例，分析孩子在哪些方面与3岁儿童不同？

工作表单2

发育迟缓的表现

发育迟缓的儿童在认知、语言情感、理解、思维、记忆、逻辑推理、运动和社会化等方面可能存在障碍，早期发现并进行科学的早期干预可以帮助儿童最大限度发挥潜能，尽可能减少儿童学业及社会功能受损。

请查阅相关资料，思考儿童发育迟缓有哪些表现？

各能区	发育迟缓常见表现
认知	
语言情感	
理解	
思维	
记忆	
逻辑推理	
运动	
个人–社会	

工作表单3

发育迟缓的识别，重视发育监测和发育筛查

儿童发育受生物因素和环境因素共同作用，二者直接或间接影响儿童发育，即大运动、精细运动、语言、情绪及社会适应性等，而这些基本发育是日后儿童智力发展的坚实基础。

阅读学习支持中“发育迟缓的识别”部分，思考以下问题：

1. 如何才能早期识别发育迟缓？

2. 什么是发育监测？发育监测有什么意义？

3. 什么是发育筛查？常用的发育筛查方法有哪些？

4. 应用“儿童心理行为发育问题预警征象”，简述3岁儿童心理行为发育筛查的要点。

工作表单4

发育迟缓的预防

工作表单5

思考：为做好一级预防，教育机构应对家长和保育人员进行哪些方面的内容宣教？

一级预防	

任务分析

任务包括判断发育迟缓的临床表现、使用“儿童心理行为发育问题预警征象”早期筛查和识别发育迟缓两个重点。主要以案例分析、小组讨论、阅读材料等方式进行。在任务中，需要学生通过相关资料的查阅，将发育迟缓临床表现与“儿童心理行为发育问题预警征象”进行对比，了解发育里程碑的重要表现，明确在照护期间预防疾病以及疾病早期筛查的必要性，以此提高学生理论知识与实践相结合的能力。

学习支持

（一）发育迟缓的概念

发育迟缓的表现

发育迟缓（DD）属于儿童发育性残疾范畴，特指5岁以下儿童采用标准化发育诊断量表评估存在发育维度的显著落后。当5岁以下儿童在大运动或精细运动、语言、认知、社交和社会适应能力能区，存在2个及以上能区的显著落后时，被称为全面发育迟缓（GDD）。大于5岁的儿童智商测定比较可靠和稳定，可以直接诊断智力障碍。因调查方法及测试手段、人群选择等因素的不同，目前并没有准确的发育迟缓的患病率，依据智力障碍的发病情况估计为1%~3%。

（三）发育迟缓的识别

1. 发育迟缓在婴儿早期的表现

发育迟缓通常在婴儿早期表现出来，常见的早期征象如下：视觉功能发育不良，超过3月龄还不会注视物体及周围，常被误认为盲。超过2月龄对声音缺乏反应，常被误认为聋。超过4月龄不会对人微笑，不注意别人说话，伴有运动发育落后。吞咽和咀嚼功能差，以致喂养困难，当给固体食物时，出现吞咽障碍并可引起呕吐。6个月后，注视手的动作持续存在。1岁后扶走时双腿呈剪刀样步态。用口的动作持续存在，1岁半后还常将积木等玩具放进口中，经常流口水。1岁半后还常乱扔东西，没兴趣玩玩具。须反复或持续刺激才能引起啼哭，有时哭声无力，经常发喉音，哭声尖锐或呈尖叫，哭声无正常的音调变化。对周围新鲜事物缺乏兴趣，对玩具的兴趣短暂、反应迟钝。婴儿期常表现为多睡和无目的多动现象。

2. 重视儿童发育监测和发育筛查

儿童心理行为发育问题预警征象

近几十年，儿童心理行为发育问题已成为影响各年龄段儿童健康成长以及良好社会适应能力发展的主要问题。儿童心理行为发育问题的早期发现，不仅是儿童和家庭身心健康的重要保障，也是实现早期干预、改善预后的有力措施。儿童心理行为发育监测是实现早发现的重要手段。“儿童心理行为发育问题预警征象筛查表”是由国家卫生和计划生育委员会于2013年制定，作为我国基层早期筛查儿童心理行为发育问题的工具。涵盖大运动、精细运动、言语、社交等能区的44个条目及其释义，用于0~6岁11个关键年龄点的心理行为发育监测。在初筛过程中应对儿童进行观察并且检查有无相应月龄的预警症状，该年龄段任何一条预警征象阳性，提示有发育偏异的可能。通过使用“预警征”能快速了解儿童心理行为发育状况，及时识别发育迟缓的儿童，并转诊至相关医疗机构进行评估、诊断、干预或治疗。

（三）发育迟缓的诊断

发育迟缓治疗

发育迟缓的诊断包括临床诊断和病因学诊断。诊断过程很重要的是寻找病因，包括非遗传因素（如围生期因素、中枢神经系统感染、外伤、中毒等）和遗传因素（传统染色体病、亚端粒异常、单基因病等）。诊断工作通常由小儿神经专科、发育行为专科医师进行。根据临床资料、发育评估结果，智力障碍/发育迟缓的临床诊断需同时满足发病年龄<18岁（发育期）、认知功能<同龄儿童平均水平−2*SD*（或IQ<70）以及伴有社会适应性行为缺陷/障碍3条标准。

(四)发育迟缓/智力低下的预防

1.一级预防

做好婚姻咨询和计划生育工作防病于未然,父母亲应健康无不良生活习惯;加强孕期保健,做好产前检查、预防妊娠并发症;开展遗传咨询及产前诊断,做好围生期保健;定期进行发育评价,预防疾病,避免发生脑损伤。

2.二级预防

防治各类智力低下。患先天性克汀病、苯丙酮尿症、先天性脑积水等疾病,应早期治疗;对高危儿要定期随访,及时发现发育异常,早期干预,避免发生继发性脑损伤及后遗症。

3.三级预防

防止、治疗智力低下所致或所伴随的并发症,以减轻智力低下的严重程度。

任务评价

主题	内容	优秀	良好	一般	较差	很差
学习态度	能准时参加全部课程,按时提交作业,及时查阅教师上传的学习材料	5	4	3	2	1
专业知识	掌握发育迟缓的临床表现,能使用“儿童心理行为发育问题预警征象”早期筛查和识别发育迟缓	5	4	3	2	1
研讨精神	积极参与讨论,对其他人的发言能提出合理的分析和见解	5	4	3	2	1
团队协作	能很好地融入课堂小组讨论,共同推进学习进程	5	4	3	2	1
沟通交流	能够清晰准确地表达自己的观点,与他人交流时态度语气恰当	5	4	3	2	1
人文素养	能够关注医学人文知识,有意识地树立职业精神	5	4	3	2	1
信息素养	会检索常见的医学专业文献数据库,主动阅读医学文献	5	4	3	2	1
实践应用	能准确描述“儿童心理行为发育问题预警征象”中相应月龄应该出现的临床表现	5	4	3	2	1
自我小结						

任务二

睡眠问题

任务描述

睡眠是一种反应、运动活动和代谢减低的状态，可被快速逆转，它是一种动态的生理过程，对健康、日间功能和发育的许多方面都有重要影响。在出生后几年，儿童睡眠经过许多重要的发育变化，逐渐发展为成人睡眠-觉醒模式。儿童睡眠障碍主要是指从出生到青春期各个年龄阶段发生于睡眠期的各种生理和（或）行为的异常。儿童睡眠障碍中最常见的问题是儿童行为睡眠问题，因此了解儿童睡眠中的常见问题，能促进托育工作者正确理解儿童睡眠中的一些发育情况，识别、照护异常的睡眠问题，建立科学的照护观念，保证婴幼儿具有良好的睡眠质量。

（1）小组讨论，完成工作表单1。

（2）结合材料，完成工作表单2。

（3）阅读相关资料，完成工作表单3。

（4）结合材料，完成工作表单4。

任务准备

（1）用物准备：婴幼儿睡眠问题实例资料。

（2）照护者准备：与婴幼儿照护者沟通，解释婴幼儿睡眠评估指导的目的，征得其同意及配合。

（3）评估者准备：仪表端庄，衣帽整洁，态度和蔼。

（4）环境准备：安静整洁，光线充足，温、湿度适宜。

任务表单

工作表单1

常见的儿童行为睡眠问题

小组讨论：常见的儿童行为睡眠问题和其他睡眠问题有哪些？请填写在图中。

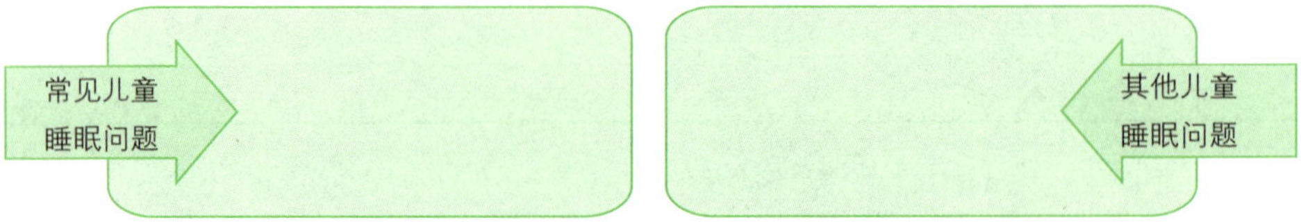

工作表单2

识别入睡困难

悦悦1岁5月进入托育机构，老师常常向家长反映悦悦中午需要花很长的时间才能睡着，甚至还没有睡着就到了起床时间了。照顾完所有小朋友上床以后，悦悦需要老师在旁边牵着手、拍拍背部并哼歌，常常需要花1 h才能睡着。因此午休时间短，悦悦下午容易困倦、爱发脾气和哭闹。家长给孩子带了一个自幼放在床上的布偶去学校让孩子抱着睡觉，入睡时间有缩短，但仍超过30 min的入睡潜伏期。但家长反映悦悦在家里从来不会有这样的入睡时间很长的情况，都是10 min左右就可以入睡了。

老师向家长了解了孩子在家里睡眠的情况，悦悦在家里自幼需要爷爷奶奶抱着入睡，并且要一边走动、一边拍、一边哼摇篮曲，待睡熟以后再放在小床上入睡。夜间悦悦会醒2~3次，仍然需要抱着走动10 min左右可以再次入睡。平时每日睡眠时间能保证13 h以上。家长觉得这样入睡不费事，比让她自己睡方便多了，也不影响孩子睡眠，醒来时间很短，所以一直坚持抱睡。

请回答：

1. 悦悦在幼儿园发生的入睡潜伏期延长实际上是什么原因导致的？

2. 针对悦悦的睡眠问题应该怎么处理呢？

工作表单3

儿童睡眠问题的预防

请查阅资料填写儿童常见睡眠问题的表现，并讨论可能的预防措施，如表7-1所示。

表7-1 儿童常见睡眠问题的表现和预防措施

儿童常见睡眠问题	表现	预防措施
睡眠不足		
就寝延迟		
入睡困难		
磨牙		
打鼾		

工作表单5

工作表单4

儿童睡眠问题的日常照护

通常幼儿午餐后会安排类似散步、自主阅读、讲故事等比较安静的活动，几名教师配合组织儿童有序如厕，检查儿童身上的玩具、发夹、皮筋等物品是否取下，确认口中是否含有食物。拉好窗帘、准备好床铺，根据天气情况开关窗户、调节室温及光线，营造温馨的午睡环境。协助儿童脱鞋，将鞋子整齐摆放在固定位置，脱裤子、脱袜子、脱上衣，折叠衣服摆放在旁边，用温柔的语言提示儿童安静，独立入睡。入睡时采用仰卧姿势入睡，每15 min巡视一次儿童睡眠情况。

结合材料，思考儿童睡眠问题的日常照护有哪些措施？

任务分析

任务包括识别、照护异常的睡眠问题和建立科学的睡眠科学观，主要以小组讨论与案例分析等方式进行。在任务中，需要学生提前进行相关资料的查阅，并结合所示案例完成任务的设计，然后在真实或模拟的环境中对有睡眠问题的儿童进行预防或照护操作，并记录实施过程和结果，建立正确照护操作，培养科学睡眠理念。

学习支持

（一）睡眠的功能

生命早期睡眠比例较高与儿童的神经系统发育密切相关，因为生命早期是大脑发育的关键时期，而充足的睡眠对于大脑发育有着举足轻重的作用。睡眠对儿童的影响包括对生长、发育、情绪、认知、社会能力等。一些严重的睡眠障碍甚至可以导致心血管疾病、生长迟缓、严重的情绪和行为问题以及学业失败等。例如，慢波睡眠是生长激素分泌的高峰期。在动物研究中，如果选择性剥夺动物的慢波睡眠，其生长激素就不能充分释放，这对处于快速生长阶段的儿童来说有重要的影响。正因如此，一些影响慢波睡眠的药物，也就存在潜在影响儿童生长的可能。近年来，越来越多研究发现睡眠不足与肥胖发生的密切关系，这一结果推动了大量有关于睡眠与内分泌代谢功能关系的研究。

睡眠不足或睡眠问题还可以导致儿童出现各种情绪问题，如激惹、易怒、过度依赖等；还会表现出疲倦和躯体症状如头痛、肌肉疼痛等；认知功能的受损主要表现为记忆力下降、注意力不集中、决策能力和解决问题的能力受到影响;睡眠不足导致的白天行为问题表现为多动、冲动、难以管教等,在青少年还容易出现物质滥用,通常从吸烟、喝酒、依赖咖啡开始;更多研究也表明睡眠不足可以影响学业成绩。因此,在许多行为问题及情绪障碍的诊疗常规中,均将睡眠评估作为重要的步骤之一,以排除睡眠不足或睡眠障碍导致的行为问题或情绪障碍。

除了对儿童本身的影响以外,儿童睡眠问题还会影响到家庭。许多有睡眠问题儿童的家庭往往会出现家庭成员的焦虑、疲倦、情绪问题,甚至影响到父母的白天工作以及父母关系。

(二)婴幼儿及儿童睡眠的特点

新生儿平均每天睡11~18 h,通常睡眠没有规律,也没有一定的模式。一般母乳喂养的孩子每次睡眠的时间稍短些(2~3 h的睡眠),而人工喂养的孩子则稍微长些(3~4 h的睡眠)。另外,在新生儿阶段睡眠基本没有白天和黑夜的规律。大概在2~4个月的时候,逐步开始形成睡眠的昼夜节律。新生儿在睡眠过程中有时会有各种动作出现,例如睡觉的时候会笑,会扮鬼脸,会有吸吮动作,也会因为鼻子堵塞呼吸音很重,有时在睡眠中还会不经意地突然抽动一下身子,这些现象都是正常的。

婴儿通常晚上睡9~12 h,白天睡2~5 h。在婴儿2个月的时候,每天白天睡2~4次,到12个月的时候,白天通常睡1~2次。有时生病、出牙或换环境会使婴儿原有的作息规律被打乱。有时发育过程中的明显进展也会打乱原有的作息规律,例如会爬了或者会拉着家具站起来了等阶段,都有可能出现暂时性睡眠不安。大约在婴儿6个月的时候,具有了一觉睡到天亮的能力,通常也不需要夜间哺喂了。

幼儿一整天睡12~14 h。在18个月的时候,大多数幼儿基本不在上午小睡,通常他们都会在午后睡1.5~3 h。每个幼儿的睡眠时间都不相同,但是,对于每个幼儿来说,每天的睡眠时间应该基本保持稳定。有时因为生病、生活常规变化或者家里发生了意外事件,这些都会影响到幼儿的睡眠。这个年龄阶段比较多见的是在入睡过程中因为要和父母分开而产生的分离焦虑。大多数幼儿从2~3岁开始从婴儿床移到床上睡觉。如果父母过早期望孩子能够离开婴儿床睡,那也可能会打乱孩子的睡眠。

学龄前儿童通常需要11~13 h的睡眠。每个孩子的睡眠时间都不完全相同,但是对于每个孩子来说每天的睡眠时间应该保持相对稳定。大多数学龄前儿童在3~5岁期间开始白天不睡觉了。有些学龄前儿童在晚上睡眠过程中还会醒来，这往往都是不良睡眠习惯导致的。所有的孩子都会有夜间醒来的现象，但是如果孩子在傍晚入睡阶段无法自己独立入睡的话，那么在晚上醒来后也会需要父母的帮助重新入睡。

学龄儿童的睡眠时间应该是10~11 h。这个年龄阶段儿童常常因为功课紧张、课外的各种培训多使得上床睡觉时间延迟，睡眠时间得不到保证。青少年是最容易睡眠不足的一个人群。据调查青少年的平均睡眠时间是7~7.25 h，但事实上他们需要9~9.5 h的睡眠时间。

（三）常见儿童睡眠问题

（1）睡眠不足：通过就寝与晨醒时间计算，婴幼儿包括日间小睡，全天睡眠时间低于推荐量。

（2）就寝延迟：儿童会在睡觉前出现抵抗、口头抗议和就寝时反复提要求，如要求再多讲几个故事、再玩几分钟再上床、口渴需要喝水、想上厕所等。没有按照要求的时间上床睡觉，延长入睡前的时间，常次日有上学的时间要求，导致总睡眠时间减少。

（3）入睡困难：在睡眠条件适宜的情况下，睡眠潜伏期（从上床准备就寝到实际入睡的时间）大于20 min。

（4）磨牙：表现为咀嚼肌的快速抽动或研磨动作。磨牙症通常发生在入睡时或与睡眠觉醒相关，且可能每晚发生多次。

（5）打鼾：患者通常诉打鼾或发出其他声音，如鼻息声或喘息声。

（四）儿童睡眠问题的预防

（1）为孩子制定一个固定的就寝时间。

（2）上学夜和非上学夜的就寝时间和起床时间应该大致相同。一天与另一天之间的差异不应该超过一个小时。

（3）让睡觉前的一小时成为安静的时间。睡前避免高能量活动，如粗野游戏、刺激性活动，如看电视或玩电脑游戏。

（4）不要让孩子饿着肚子去睡觉。可以在睡前1~2 h吃点零食。

（5）避免吃含有咖啡因的产品。包括含咖啡因的苏打水、咖啡、茶和巧克力。

（6）确保孩子每天都花时间在户外，并参与定期锻炼。

（7）让孩子的卧室保持安静和黑暗。对于那些担心黑暗的孩子来说，可以开盏低亮度的夜灯。

（8）晚上让孩子的卧室保持一个舒适的温度。

（9）不要把孩子的卧室用作暂停或惩罚。

(10)睡前至少1 h避免使用电子媒体设备并把这些设备放在卧室外。孩子们很容易养成睡前使用社交媒体或看电视才能入睡的坏习惯。

(五)托育机构及家庭睡眠卫生指导

1. 睡眠环境

卧室应空气清新,温度适宜。可在卧室开盏小灯,睡后应熄灯。不宜在卧室放置电视、电话、电脑、游戏机等设备。

2. 睡床方式

婴儿宜睡在自己的婴儿床里,与父母同一房间。幼儿期可逐渐从婴儿床过渡到小床,有条件的家庭宜让儿童单独一个房间睡眠。

3. 规律作息

从3个月~5个月起,儿童睡眠逐渐规律,宜固定就寝时间,一般不晚于21:00,但也不提倡过早上床。节假日保持固定、规律的睡眠作息。

4. 睡前活动

安排3~4项睡前活动,如盥洗、如厕、讲故事等。活动内容每天基本保持一致,固定有序,温馨适度。活动时间控制在20 min内,活动结束时,尽量确保儿童处于较安静状态。

5. 入睡方式

培养儿童独自入睡的能力,在儿童瞌睡但未睡着时单独放置小床睡眠,不宜摇睡、搂睡。将喂奶或进食与睡眠分开,至少在幼儿睡前1 h喂奶。允许儿童抱安慰物入睡。儿童哭闹时父母先耐心等待几分钟,再进房间短暂待在其身边1~2 min后立即离开,重新等候,并逐步延长等候时间,帮助儿童学会独自入睡和顺利完成整个夜间连续睡眠。

6. 睡眠姿势

1岁之前宜仰卧位睡眠,不宜俯卧位睡眠,直至婴幼儿可以自行变换睡眠姿势。

儿童睡眠问题的处理

任务评价

主题	内容	优秀	良好	一般	较差	很差
学习态度	能准时参加全部课程,按时提交作业,及时查阅教师上传的学习材料	5	4	3	2	1
专业知识	掌握识别、照护异常的睡眠问题,预防儿童常见睡眠问题,理解儿童睡眠常见问题	5	4	3	2	1

续表

主题	内容	优秀	良好	一般	较差	很差
研讨精神	积极参与讨论，对其他人的发言能提出合理的分析和见解	5	4	3	2	1
团队协作	能很好地融入课堂小组讨论，共同推进学习进程	5	4	3	2	1
沟通交流	能够清晰准确地表达自己的观点，与他人交流时态度语气恰当	5	4	3	2	1
人文素养	能够关注医学人文知识，有意识地树立职业精神	5	4	3	2	1
信息素养	会检索常见的医学专业文献数据库，主动阅读医学文献	5	4	3	2	1
实践应用	能准确描述儿童常见睡眠问题，能根据相应睡眠问题设计解决办法	5	4	3	2	1
自我小结						

任务三

孤独症谱系障碍

任务描述

孤独症谱系障碍(ASD)是一种儿童常见发育障碍疾病,主要核心表现包括社会交往与交流障碍和重复刻板行为及狭隘兴趣表现。孤独症谱系障碍核心症状目前尚无药物可以治疗,不经过干预成年后多不具备独立生活、学习和工作能力,成为家庭和社会的沉重负担。早期发现、早期行为干预和教育可显著改善孤独症谱系障碍患儿的不良预后。本任务阐述孤独症谱系障碍的临床表现和早期识别,早期干预原则,从而促进托育工作者早期识别孤独症谱系障碍,为保障婴幼儿的健康成长奠定良好的基础。

(1)小组讨论,完成工作表单1。

(2)结合材料,完成工作表单2。

(3)阅读相关资料,完成工作表单3。

(4)阅读相关资料,完成工作表单4。

任务准备

(1)用物准备:填有婴幼儿神经心理发育结果的健康检查记录表。

(2)照护者准备:与婴幼儿照护者沟通、询问病史,解释婴幼儿发育异常评估指导的目的,征得其同意及配合。

(3)评估者准备:仪表端庄,衣帽整洁,态度和蔼。

(4)环境准备:安静整洁,光线充足,温、湿度适宜。

任务表单

工作表单1

孤独症谱系障碍核心症状

小组讨论:孤独症谱系障碍的核心症状有哪些?

核心症状

工作表单2

孤独症谱系障碍常见症状识别

明明，男，2岁6月。1岁6月会叫“爸爸”“妈妈”，但是很少喊人，2岁6月会说少量短语，能表达需求，比如“喝水”“不要”。大人问他问题，他很少回答，常常重复别人的话。在婴儿期开始就很少看人，别人叫他名字也很少回应。当他想要东西时，常常拉着大人的手去拿，很少用食指指物。在幼儿园不合群，很少和小朋友玩，很少玩“过家家”等假扮游戏；对声音敏感，喜欢听音乐，很怕听小朋友哭的声音；喜欢玩车轮、排列物品；喜欢重复讲述相同的广告词，喜欢认车牌。活动量大，脾气暴躁。

请回答

1. 你认为明明出现过哪些社会交往与交流异常信号？

交流异常

2. 你认为哪些行为可能是重复刻板行为及狭隘兴趣？

重复刻板

工作表单3

孤独症谱系障碍的病因及早期识别

阅读学习支持材料，请回答：

有无孤独症谱系障碍的早期表现？

工作表单4

孤独症谱系障碍日常照护及早期干预

如何在日常照护中实现早期干预？

工作表单5

孤独症病因

任务分析

任务包含孤独症谱系障碍早期识别、诊断标准、照护及早期干预原则；主要以小组讨论与案例分析等方式进行；查阅孤独症谱系障碍临床表现及早期干预相关内容；结合孤独症谱系障碍早期识别及早期干预原则，对孤独症谱系障碍的早期识别、诊断标准及照护早期干预进行强化学习。

学习支持

孤独症谱系障碍（autism spectrum disorder，ASD）简称孤独症，与自闭症同义，是一组以社会交往、交流沟通障碍，狭隘兴趣或重复刻板行为为主要特征的神经发育性障碍，自1943年Kanner医师首次报道儿童孤独症以来，有关孤独症及其相关障碍的名称和诊断标准不断变迁。2013年5月18日，美国精神病学会发布《精神疾病诊断与统计手册（第五版）》（DSM-5）正式提出孤独症谱系障碍的概念。

（一）孤独症谱系障碍的早期识别

熟悉孤独症谱系障碍早期异常行为是实现早期识别、转诊、确诊和干预的关键。

（1）儿童心理行为发育问题预警征象：详见任务一学习支持，下表内容为3月龄至3岁与孤独症谱系障碍有关的预警征象。

表7-1　儿童心理行为发育问题预警征象

年龄	预警征象	年龄	预警征象
3月龄	1.对很大声音没有反应 2.不注视人脸，不追视移动人或物品 3.逗引时不发音或不会笑	18月龄	1.不会有意识叫“爸爸”或“妈妈” 2.不会按要求指人或物 3.与人无目光对视
6月龄	1.发音少，不会笑出声	2岁	1.不会说3个物品名称

续表

年龄	预警征象	年龄	预警征象
8月龄	1.听到声音无应答 2.不会区分生人和熟人	2岁半	1.兴趣单一、刻板 2.不会说2~3个字的短语 3.不会示意大小便
12月龄	1.不会挥手表示“再见”或拍手表示“欢迎” 2.呼唤名字无反应	3岁	1.不会“玩拿棍当马骑”等假想游戏 2.不会说自己的名字

(2)专家共识:中华医学会儿科学分会发育行为学组、中国医师协会儿科分会儿童保健学专业委员会、国家卫生和计划生育委员会行业专项“儿童孤独症诊断与防治技术和标准研究”项目专家组以及相关专业的专家达成以下专家共识。

①不(少)看:指目光接触异常,孤独症谱系障碍患儿早期即开始表现出对人脸注视减少,对人尤其是人眼部注视减少,有些孤独症谱系障碍患儿即使可以对话,但是面对面注视仍然不正常。

②不(少)应:包括叫名反应和共同注意。幼儿对他人喊他名字较少回应,叫名反应不敏感通常是较早发现的表现之一;共同注意是幼儿早期社会认知发展中的一种协调性注意能力,是指个体借助手指指向、眼神等与他人共同关注二者之外的某一物体或者事件。患儿常常呈现出共同注意能力不足,很少对他人关注的物品产生协调性的注视,也很少运用协调性的眼神将他人的注意力引导到自己感兴趣的物品上 。

③不(少)指:缺乏恰当的肢体动作,很少用恰当的手势表达请求。ASD患儿可能早在12月龄时就表现出肢体动作的使用频率下降,如很少用点头表示需要、摇头表示不要、有目的地用食指指物表示需求或者分享兴趣、用手势比画来描述等。

④不(少)语:多数孤独症谱系障碍患儿存在语言延迟,尽管语言发育延迟并非孤独症谱系障碍诊断的必要条件,但对于语言发育延迟儿童务必警惕孤独症谱系障碍可能。

⑤不当:指不恰当的物品使用及相关的感知觉异常。孤独症谱系障碍患儿从12月龄起可能会出现物品的不恰当使用,包括旋转、排列以及对物品细节的异常关注。比如将小汽车排成一排,旋转物品、反复玩车轮、按开关、喜欢长时间凝视物品等。言语不当也应该注意,表现为正常语言出现后言语的倒退,难以听懂、重复、无意义的语言,语音语调的异常。

孤独症谱系障碍早期行为识别标志尚不能构成孤独症谱系障碍诊断,如有以上所列早期标志怀疑孤独症谱系障碍，务必在给予初步干预指导的同时，转诊有条件医院进行进一步的诊断、评估。

（二）孤独症谱系障碍的诊断标准

DSM-5规定，诊断自闭症谱系障碍需满足以下五个标准，其中(1)和(2)阐明了自闭症谱系障碍的核心症状：

(1) 在多种环境中持续性地显示出社会沟通和社会交往的缺陷，包括在现在或过去有以下表现(所举的例子只是示范，非全部情况)：

①社交与情感的交互性的缺陷。例如，异常的社交行为模式、无法进行正常的你来我往的对话，到与他人分享兴趣爱好、情感，感受偏少，再到无法发起或回应社会交往。

②社会交往中非言语的交流行为的缺陷。例如，语言和非语言交流之间缺乏协调，到眼神交流和身体语言的异常，理解和使用手势的缺陷，再到完全缺乏面部表情和非言语交流。

③发展、维持和理解人际关系的缺陷。例如，难以根据不同的社交场合调整行为，到难以一起玩假想游戏，难以交朋友，再到对同龄人没有兴趣。

(2)局限的，重复的行为、兴趣或活动，包括在现在或过去有以下表现的至少两项(所举的例子只是示范，非全部情况)：

①动作、对物体的使用、或说话有刻板或重复的行为(比如：刻板的简单动作，排列玩具或是翻东西，仿说，异常的用词等)。

②坚持同样的模式，僵化地遵守同样的做事顺序，或者语言或非语言行为有仪式化的模式(比如：很小的改变就造成极度难受，难以从做一件事过渡到做另一件事，僵化的思维方式，仪式化的打招呼方式，需要每天走同一条路或吃同样的食物)。

③非常局限的、执着的兴趣，且其强度或专注对象异乎寻常(比如，对不寻常的物品的强烈的依恋或专注、过分局限的或固执的兴趣)。

④对感官刺激反应过度或反应过低、或对环境中的某些感官刺激有不寻常的兴趣(比如：对疼痛或温度不敏感、排斥某些特定的声音或质地、过度地嗅或触摸物体、对光亮或运动有视觉上的痴迷)。

(3)这些症状一定是在发育早期就有显示(但是可能直到其社交需求超过了其有限的能力时才完全显示，也可能被后期学习到的技巧所掩盖)。

(4)这些症状带来了在社交、职业、或目前其他重要功能方面的临床上显著的障碍。

(5)这些症状不能用智力发育缺陷或整体发育迟缓更好地解释。智力缺陷和自闭症谱系障碍疾病常常并发，只有当其社会交流水平低于其整体发育水平时，才同时给出自闭症谱系障碍和智力缺陷两个诊断。

（三）孤独症谱系障碍的照护及干预原则

1.将增加社会交往作为照护的核心

ASD患儿的核心障碍是社交障碍，因此社会交往的动机和技能是早期照护和干预治疗的核心。务必在和儿童的互动中，保证总是和患儿处在快乐、面对面、密集、你来我往互动中。

（1）给患儿示范社会交往：社会交往包括眼神注视、表情互动、手势、语言四种主要形式。关注孩子的需求，在回应孩子需求时给孩子示范，包括“看、指、应、说”这些基本行为，用夸张和饱满的情绪吸引孩子的眼神注视。比如当孩子看向水杯时，将水杯拿到孩子的面前，示范水的发音，当孩子尝试模仿时，给孩子积极的回应：“是的，这是水”；当孩子有眼神交流时，情绪积极饱满地回应孩子，辅助孩子用指、手势表达，也要示范包括诸如点头同意、摇头不同意、征求意见、炫耀，发起对话、维持对话、求助等社交能力。

（2）以孩子的兴趣和需求为动机：孤独症谱系障碍幼儿社交动机缺乏或不足，在日常互动中需要特别注意提高患儿的社交主动性。给孩子制造一些提需求的机会，比如将孩子感兴趣的物品放在孩子能看到但是拿不到的地方，或者一次只给一小份，让孩子有更多提需求的机会；主动给孩子展示、示范如何用手势和语言表达需求；经常观察孩子对什么感兴趣，并利用孩子的兴趣去示范，并积极创造一些提需求的机会。

（3）引导孩子多参与社交活动和社交游戏：多和孩子玩人与人的社交互动游戏，比如举高高、手指游戏等，当孩子有需求时通过故意停顿来延迟满足，当孩子发出继续的信号时，示范孩子通过发出声音、转向照顾者、看或者指来表达需求。可以制造一些突然出现的声响、在孩子玩得兴奋的时候制造一些意外的停顿等增加孩子提需求的机会；通过引导孩子玩合作性游戏、轮流性游戏、分享性游戏、竞争和对抗性游戏等学会轮流、等待、提需求、分享、展示等社交功能。

2.以行为疗法为基本手段

对患儿不同的行为分别采用正性强化、负性强化、消退等技术，从而达到促进良好行为，减少和消除不良行为。在照护过程中，对不同行为分别给予对应的奖励、辅助、提示或温和处罚策略（行为的后果），从而促进正常能力发展，增加良好行为，减少不良行为。在针对不良行为采取惩罚方法时，必须杜绝打骂体罚的方法。

3.结构化教育与随机化训练

对孤独症谱系障碍患儿干预要寓教于乐,如在日常互动和自然生活环境中的自然养育、生活起居、户外运动、室内游戏等。根据患儿的年龄、发育水平设计开展有组织、有计划的活动,制定一定的活动程序和日常规范,课堂布置可以采用一些视觉提醒卡片,增加孩子的理解。

4.干预训练

孤独症谱系障碍的早期干预以教育训练为主,教育训练的目的在于改善核心症状,即促进社会交往能力、言语和非言语交流能力的发展,减少刻板重复行为。同时,促进智力发展,培养生活自理和独立生活能力,减少不适应行为,减轻残疾程度,改善生活质量,缓解家庭和社会的精神、经济和照顾方面 的压力。力争使部分患儿在成年后具有独立学习、工作和生活的能力。鉴于3岁以下婴幼儿的学习特点,其学习过程大多在游戏和日常生活活动等自然环境中发生,因此,在自然环境和活动中开展对孤独症谱系障碍患儿的早期综合性干预方法,更适合孤独症谱系障碍婴幼儿的学习特点。除了早期综合干预之外,孤独症谱系障碍患儿的照护往往还涉及相关医学问题的管理,如睡眠障碍、进食问题、情绪问题、适应不良行为等。

5.家长宣教

尽管目前还没有治愈孤独症谱系障碍的特效方法,但务必告知家长,通过早期干预,患儿预后可以显著改善。鉴于目前各类补充治疗方法盛行,包括神经营养药物、生物治疗、特殊仪器干预、中医针灸、干细胞疗法等,由于缺乏足够循证医学证据证明疗效,选择宜慎重。

任务评价

主题	内容	优秀	良好	一般	较差	很差
学习态度	能准时参加全部课程,按时提交作业,及时查阅教师上传的学习材料	5	4	3	2	1
专业知识	掌握孤独症谱系障碍核心症状、早期识别、诊断标准、照护及早期干预原则;理解孤独症谱系障碍定义	5	4	3	2	1
研讨精神	积极参与讨论,对其他人的发言能提出合理的分析和见解	5	4	3	2	1
团队协作	能很好地融入课堂小组讨论,共同推进学习进程	5	4	3	2	1

续表

主题	内容	优秀	良好	一般	较差	很差
沟通交流	能够清晰准确地表达自己的观点，与他人交流时态度语气恰当	5	4	3	2	1
人文素养	能够关注医学人文知识，有意识地树立职业精神	5	4	3	2	1
信息素养	会检索常见的医学专业文献数据库，主动阅读医学文献	5	4	3	2	1
实践应用	能准确描述孤独症谱系障碍的早期识别特点，能根据照护及早期干预原则给予正确指导	5	4	3	2	1
自我小结						

任务四

儿童问题行为的识别与处理

任务描述

儿童问题行为是指儿童的行为对自己或(和)他人产生不利影响,阻碍了儿童本身发展,影响儿童的社会关系等,是偏离社会正常要求或个人正常发展的行为。例如:打人、撞头等行为。孩子偶尔出现问题行为时,家长和老师不能武断地认为孩子就是问题儿童,应深入了解儿童的心理及其行为产生的原因,帮助儿童减少问题行为,促进儿童健康成长。

(1)小组讨论,完成工作表单1。

(2)阅读相关资料,完成工作表单2。

(3)结合材料,完成工作表单3。

(4)阅读相关资料,完成工作表单4。

(5)阅读相关资料,完成工作表单5。

任务准备

(1)用物准备:儿童不良行为的实例资料。

(2)照护者准备:与婴幼儿照护者沟通,解释儿童行为问题评估指导的目的,征得其同意及配合。

(3)评估者准备:仪表端庄,衣帽整洁,态度和蔼。

(4)环境准备:安静整洁,光线充足,温、湿度适宜。

任务表单

工作表单1

儿童问题行为认识

小组讨论,你认为儿童的问题行为有哪些?

工作表单2

儿童问题行为的影响因素

结合你身边的小朋友，分析一下问题行为发生的原因？

核心症状 →

工作表单3

儿童问题行为案例分析

丁丁是3岁的男孩，家中独子，由爷爷奶奶带大，爷爷奶奶平时比较溺爱孩子，对孩子的要求一味满足，爸爸妈妈工作较忙，平时没有时间陪伴孩子，现在丁丁读幼儿园小班，上幼儿园后，老师经常告状，孩子在幼儿园总是以自我为中心，按照自己的想法处理问题，喜欢抢小朋友的玩具，不太听老师的指令。比如在运动课时，李老师正在教小班小朋友跳体操，大家在操场上排队站好，一边听音乐一边跟着老师跳操，只有丁丁在操场上跑来跑去，他一会儿推推旁边的佳佳，一会儿跑到队伍里乱闯，或者躺在操场上看着天空发呆，李老师看了看他，没理会，没多久，丁丁突然冲到老师面前，在老师身边用力敲了几下。小朋友都大笑起来，李老师生气地拉开丁丁，说："回到你的位置上。"丁丁边笑边跑开，不听老师的话，一会儿工夫，又去扯女生的小辫子，把女生都气哭了。丁丁的确是一个问题儿童，他会在"学本领"的时候突然跑开，专玩自己喜欢的玩具，也会因打人被其他孩子告状，他是班上令老师头疼的孩子，每天都要有一个专门老师看着他，活动才能顺利进行。

你认为丁丁有哪些问题行为？

你认为丁丁的问题行为是什么因素导致的？

工作表单4

儿童问题行为预防

问题行为	预防措施
攻击性行为	
吸吮手指	

工作表单5

儿童问题行为的处理

当儿童出现问题行为时，如何处理？

任务分析

任务包括识别儿童行为问题和正确处理不良行为从而建立良好行为，主要以小组讨论与案例分析等方式进行。在任务中，学生需要提前进行相关资料的查阅，并结合所示案例完成任务的设计，然后在真实或模拟的环境中对有问题行为的儿童进行预防或照护操作，并记录实施过程和结果，建立正确照护操作。

学习支持

（一）问题行为概述

问题行为又叫作行为问题，各个研究者从不同的研究角度出发提出了众多概念，“问题行为、不良行为、行为异常、偏差行为”多指虽然偏离常态但偏离程度较轻的行为。

儿童的问题行为包含了三层含义：(1)问题行为对自己和他人产生不利影响；(2)问题行为不符合社会期望而不被人们所接受；(3)问题行为轻度或重度地偏离于同龄人的正常行为。所以，问题行为指：对自己和他人产生不利影响，不符合社会期望而不被人们所接受的行为，它不同程度地偏离了同龄人的正常行为，但在儿童的生活学习当中较常发生，需要教育者给予矫正。

问题行为影响因素及处理

（二）问题行为分类

问题行为的分类情况：部分学者将问题行为按照行为的外显与否分为两类内隐行为问题和外显行为问题。而左其沛等人用内部动因、外部情境、心理活动状态及个性特点、行为方式及其特点、行为后果、自我评价及体验、性质程度等七项指标，将问题行为分为四类：(1)过失型，由不正当或不合理的需要，或由好奇、好动、试探、畏惧等心理引起，由于缺乏知识经验或能力不足，采取了不适当的行为而产生的违反纪律和一般行为规则的行为，带有情境性、偶发性和盲目性等特点；(2)品德不良型，由不良需要引起，受不良意识倾向或个性特点所支配产生的违反道德规范、损害他人和集体利益的不良行为，带有经常性、倾向性和有意性等特点；(3)攻击型，由挫折造成的愤怒、不满等情绪所引起并受一定气质性格所制约；(4)压抑型，由挫折引起焦虑，受一定气质性格的制约，在挫折持续作用的条件下所产生的逃避、消极、自暴自弃等行为，一般带有隐匿性、持续性等特点。

外向型的问题行为具有明显的扰乱性、破坏性和对抗性，极易引起教师和家长的烦恼，往往得到及时的关注和矫正。而内向性的问题行为由于不具备对他人事务的扰乱而常常受到忽略，但内向性问题行为对于儿童自身的心理健康和社会适应展是危害严重的，所以教师和家长需要关注内向型问题行为。最后，要特别注意，有些儿童的问题行为是暂时的、偶然的，成人不能过于强调，而对那些经常出现的、稳定的、对儿童的发展影响较重的、需要成人耐心地给予引导，积极地处理，要对问题行为的性质和程度仔细分析，然后对症下药，采用相应的方法进行教育。

(三)问题行为的特征

不同儿童的问题行为表现有不同，但是他们又有共同的特征，包括(1)良好行为的不足：好的行为表现过少；(2)行为过度：比如活动量大，上课喜欢跑来跑去，小动作多；(3)行为不适当：指期望的行为在不适宜的情境下产生，在适宜的情境下却不发生，如叫邻居阿姨为“妈妈”；(4)行为持久性困难：做事情没有耐心，不能长久坚持；(5)行为不受控制：我行我素，不听成人的引导。

(四)问题行为预防

问题行为重在预防，积极的养育环境可以减少问题行为的发生，主要包括：

1. 带养人与儿童建立积极的关系

父母应了解儿童发展的规律，培养儿童良好的行为习惯，采用民主的养育方式，尊重和理解孩子，以平等的身份与孩子交流，为孩子的发展提供最大的自由，孩子可以按照自己的爱好和兴趣发展，父母也会为孩子的发展提出建议，理性地指导孩子成长，父母鼓励孩子独立探索，承认孩子独立活动的范围。积极表扬儿童的良好行为，当儿童出现问题行为时，分析问题行为出现的原因，积极处理，帮助儿童处理情绪。

2.带养人与儿童建立互动关系

在生活中应多与儿童互动游戏，在互动的过程中积极回应儿童的需求，表扬和鼓励儿童的良好行为，当儿童需要成人的帮助时，给予积极的回应与帮助，让儿童获得安全感。有条件的情况下，设置专门的游戏区域，每天至少有3个小时的时间陪伴孩子玩玩具，在游戏的过程中成人的注意力集中在儿童身上，关注孩子的需求，回应孩子的交流，示范语言和肢体动作，让孩子习得相应的沟通行为。

3.幼儿园的预防措施

与儿童积极互动，促使儿童积极行为的出现。对幼儿偶然出现的问题行为，教师应避免过多地强调“问题”，而是尽量对其行为中的积极部分给予鼓励和表扬。

任务评价

主题	内容	优秀	良好	一般	较差	很差
学习态度	能准时参加全部课程，按时提交作业，及时查阅教师上传的学习材料	5	4	3	2	1
专业知识	掌握儿童问题行为原因、预防及处理原则；	5	4	3	2	1
研讨精神	积极参与讨论，对其他人的发言能提出合理的分析和见解	5	4	3	2	1
团队协作	能很好地融入课堂小组讨论，共同推进学习进程	5	4	3	2	1
沟通交流	能够清晰准确地表达自己的观点，与他人交流时态度语气恰当	5	4	3	2	1
人文素养	能够关注医学人文知识，有意识地树立职业精神	5	4	3	2	1
信息素养	会检索常见的医学专业文献数据库，主动阅读医学文献	5	4	3	2	1
实践应用	能识别儿童问题行为，能根据相应问题设计解决办法	5	4	3	2	1
自我小结						

项目小结

本章主要通过小组任务的形式进行，学生通过讨论、操作、汇报的等方式，对发育迟缓、睡眠障碍、孤独症谱系障碍、儿童问题行为的识别与处理相关内容学习，提升对儿童常见神经精神系统疾病的认识。掌握发育迟缓的早期筛查、诊断、治疗和预防；识别、照护异常的睡眠问题，预防儿童常见睡眠问题；孤独症谱系障碍核心症状、早期识别、诊断标准、照护及早期干预原则；儿童问题行为识别、预防及处理原则；及早识别相关问题，并给予有效的指导建议，促进婴幼儿全面发展。

思考练习

(1)为预防发育迟缓或智力低下的发生，提倡做好三级预防，包括哪些?

(2)儿童行为睡眠问题如何预防和照护?

(3)孤独症谱系障碍早期照护及干预原则有哪些?

(4)儿童问题行为的处理原则有哪些?

实践实训

针对发育迟缓儿童特点，以小组为单位(4~5人)合作设计对发育迟缓儿童进行照护的实施方案，包括照护活动名称、活动人数、活动目标、活动准备、活动过程、活动注意事项、活动延伸，并做好登记。

推荐阅读

[1](美)罗杰斯，(美)道森，(美)维斯马拉.孤独症儿童早期干预丹佛模式——利用日常活动培养参与、沟通和学习能力[M].张庆长，等译.北京：华夏出版社，2016

[2]郭延庆.应用行为分析与儿童行为管理[M].北京：华夏出版社，2012.

参考文献

1. 崔慧先，黄文华．系统解剖学[M]. 北京：人民卫生出版社，2020.

2. 朱家雄，汪乃铭，戈柔．学前儿童卫生学[M]. 第3版．上海：华东师范大学出版社，2015.

3. 王卫平．儿科学[M]. 第8版．北京：人民卫生出版社，2014.

4. 崔焱，仰曙芬．儿科护理学[M]. 第6版．北京：人民卫生出版社，2017.

5. 万钫．学前卫生学[M]. 第3版．北京：北京师范大学出版社，2012.

6. 颜爱华，罗群．0~3岁婴儿护理与急救[M]. 北京：科学出版社，2015.

7. 刘福岭．现代医学辞典[M]. 济南：山东科学技术出版社，1990.

8. 毛萌，江帆．儿童保健学[M]. 第4版．北京：人民卫生出版社，2020.

9.《儿童肥胖预防与控制指南》修订委员会．儿童肥胖预防与控制指南（2021）[M]. 北京：人民卫生出版社，2021

10. 霍亭竹，毛萌．儿童体格生长评价相关问题[J]. 中华儿科杂志，2019，57（2）.

11. 中华预防医学会儿童保健分会．中国儿童维生素A、维生素D临床应用专家共识[J]. 中国儿童保健杂志，2021，29（01）.

12. 黎海芪．实用儿童保健学[M]北京：人民卫生出版社，2016.

13. 陈荣华，赵正言，刘湘云．儿童保健学[M]. 第5版．南京：江苏凤凰技术出版社，2017.

14.《中华儿科杂志》编辑委员会．中华医学会儿科学分会儿童保健学组．0~3岁婴幼儿喂养建议（基层医师版）[J]. 中华儿科杂志，2016，54（12）.

15. 林元珠，等．实用儿童皮肤病学[M]. 修订本．北京：科学技术出版社，2017.

16. 邵肖梅，等．实用新生儿学[M]. 第5版．北京：人民卫生出版社，2019.

17. 国家呼吸医学中心．儿童常见呼吸道病原免疫预防专家共识[J]. 中华实用儿科临床杂志，2021，36(22).

18. 中华医学会皮肤性病学分会儿童皮肤病学组. 中国儿童特应性皮炎诊疗共识(2017版)[J]. 中华皮肤科杂志，2017，50(11).

19. 中华医学会皮肤性病学分会儿童学组，中国医师协会皮肤科医师分会儿童皮肤病专业委员会. 功效性护肤品在儿童特应性皮炎中的应用指南[J]. 中国皮肤性病学杂志，2020，34(9).

20. 中国医师协会皮肤科医师分会儿童皮肤病专业委员会，中华医学会皮肤性病学分会儿童学组，中华医学会儿科学分会皮肤性病学组. 儿童特应性皮炎相关食物过敏诊断与管理专家共识[J]. 中华皮肤科杂志，2019，52 (10).

21. 中华医学会皮肤性病学分会免疫学组，特应性皮炎协作研究中心. 中国特应性皮炎诊疗指南(2020版)[J]. 中华皮肤科杂志，2020，53(2).

22. 唐妮，毛曼云，翟睿，等. 儿童荨麻疹与成人荨麻疹患者临床特征的比较分析[J]. 中国当代儿科杂志，2017，19(7).

23. 张卉，姚志荣. 儿童荨麻疹的发病机制和诊治进展[J]. 皮肤科学通报，2019，36(06).

24. 陆权，等. 中国儿童普通感冒规范诊治专家共识(2013年) [J]. 中国实用儿科杂志，2013，28(9).

25. 王艺，万朝敏. 中国0至5岁儿童病因不明的急性发热诊断处理指南(标准版) [J]. 中国循证儿科杂志，2018，3(6).

26. 陈爱欢、陈慧中，等. 儿童呼吸安全用药专家共识：感冒和退热用药[J]. 中国实用儿科杂志，2009，24(6).

27. 中华医学会儿科学分会呼吸学组，《中华儿科杂志》编辑委员会. 儿童社区获得性肺炎管理指南 (2013修订)(上)[J]. 中华儿科杂志，2013，51(10).

28. 中华医学会儿科学分会呼吸学组，《中华儿科杂志》编辑委员会. 儿童支气管哮喘诊断与防治指南(2016年版) [J]. 中华儿科杂志，2016，54(3).

29. 洪建国，陈强，陈志敏，等. 儿童常见呼吸道疾病雾化吸入治疗专家共识[J]. 中国实用儿科杂志，2012，27(4).

30. 杨晓萍，岳慧兰. 学前卫生学[M]. 重庆：西南师范大学出版社，2020.

31. 阳晓. 临床医学概论[M]. 第2版. 北京：高等教育出版社，2018.

32. 黄华，崔明辰. 儿科学[M]. 第8版. 北京：人民卫生出版社，2018.

33. 张玉兰. 儿科护理学[M]. 第3版. 北京：人民卫生出版社，2018.

34. 王宝西. 继续关注儿童功能性胃肠病临床研究[J]. 中国妇幼健康研究，2017，28(02).

35. 余金丹，陈洁．婴幼儿功能性胃肠病罗马Ⅲ标准[J]. 临床消化病杂志，2007，19(5).

36.（美）贾尼斯·维克斯塔夫·乔内贾．食物过敏与食物不耐受[M]. 崔玉涛，等译．北京：北京出版社，2017.

37. 中华医学会儿科学分会免疫学组，中华医学会儿科学分会儿童保健学组，中华医学会儿科学分会消化学组，等．中国婴幼儿牛奶蛋白过敏诊治循证建议[J]. 中华儿科杂志，2013，51(3).

38. 中华儿科杂志编辑委员会，中华医学会儿科学分会．儿童过敏性疾病诊断及治疗专家共识[J]. 中华儿科杂志，2019，57(3).

39. 中国医师协会皮肤科医师分会儿童皮肤病专业委员会，中华医学会皮肤性病学分会儿童学组，中华医学会儿科学分会皮肤性病学组．儿童特应性皮炎相关食物过敏诊断与管理专家共识[J]. 中华皮肤科杂志，2019，52(10).

40. 李中跃．儿童消化道食物过敏诊治策略[J]. 中华实用儿科临志，2017，32(19).

41. 金星明．重视儿童发育监测和筛查在儿童保健中的应用[J]. 中国实用儿科杂志，2016，31(10).

42. 邵洁．儿童发育监测和筛查在儿童保健中的应用[J]. 中国实用儿科杂志，2016，31(10).

43. 张悦，黄小娜，王惠珊，等．中国儿童心理行为发育问题预警征编制及释义[J]. 中国儿童保健杂志，2018，26(1).

44. 中华医学会儿科学分会发育行为学组，中国医师协会儿科分会儿童保健专业委员会，儿童孤独症诊断与防治技术和标准研究项目专家组．孤独症谱系障碍儿童早期识别筛查和早期干预专家共识[J]. 中华儿科杂志，2017，55(12).

45. 王萍．学前儿童问题行为及矫正[M]. 北京：清华大学出版社，2013.

46. 林正文．儿童行为的塑造与矫正[M]. 北京：北京师范大学出版社，2015.

47. 北京爱无痕烧烫伤康复关爱中心．图说烧烫伤康复[M]. 北京：人民卫生出版社，2021.

48. 赵祥文，肖政辉．儿科急诊医学手册[J]. 北京：人民卫生出版社，2015.

49. 王卫平，孙锟，常立文．儿科学 [M]. 第9版．北京：人民卫生出版社，2018.

50. 李乐之，路潜．外科护理学[M]. 第7版．北京：人民卫生出版社，2018.

51. 葛立宏．儿童口腔医学．[M]. 第5版．北京：人民卫生出版社，2019.

52. 周学东．牙体牙髓病学．[M]. 第5版．北京：人民卫生出版社，2020.

53. 陈谦明．口腔黏膜病学．[M]. 第5版．北京：人民卫生出版社，2020.

54. 葛坚. 眼科学[M]. 北京：人民卫生出版社，2005.

55. 张亚梅，张天宇. 实用小儿耳鼻咽喉科学[M]. 北京：人民卫生出版社，2011.

56. 许政敏，张建基. 儿童急性中耳炎诊疗——临床实践指南（2015年制定）[J]. 中国实用儿科杂志，2016，31（02）.

57. 黄选兆，等. 实用耳鼻咽喉头颈外科学[M]. 第2版. 北京：人民卫生出版社，2007.

58. 孔维佳，等. 耳鼻咽喉头颈外科学[M]. 北京：人民卫生出版社，2005.

59. 中国医师协会儿科医师分会儿童耳鼻咽喉专业委员会. 儿童急性感染性鼻-鼻窦炎诊疗——临床实践指南（2014年制订）[J]. 中国实用儿科杂志，2015，30（7）.